Mon corps m'a dit

Éthique et pratique médicales

Collection dirigée par Richard Moreau et Roger Teyssou

La collection *Les Acteurs de la Science*, prévue pour recevoir des études sur l'épopée scientifique moderne, se dédouble pour accueillir des ouvrages consacrés spécifiquement aux questions fondamentales que la santé pose actuellement. Cette nouvelle série cherche à faire le point objectivement et en dehors des modes sur des connaissances, des hypothèses et des enjeux souvent essentiels pour la vie de l'homme. Elle reprend certains titres publiés auparavant dans *Acteurs de la science*.

Déjà parus

Philippe GARNIER, *Infections nosocomiales et trou de la sécu, maux croisés de santé*, 2013.
Jean-Adolphe RONDAL, *La réhabilitation des personnes porteuses d'une trisomie 21*, 2013.
Annagrazia ALTAVILLA, *La recherche sur les cellules souches : quels enjeux pour l'Europe ?*, 2012.
Michel NADOT, *Le mythe infirmier*, 2012.
Thierry PATRICE, *Chercheurs, Éthiques et Sociétés, L'avenir de l'avenir*, 2012.
Achref SNOUSSI et Jean-Pierre CAMILLERI, *L'éternelle jeunesse, L'art de bien vieillir*, 2012.
Laurence DE CHAMBRIER, *Le patient malgré lui. Réflexions sur le certificat de bonne santé obligatoire*, 2011.
Emmanuel BABIN, *Le cancer de la gorge et la laryngectomie. La découration*, 2011.
Rémi BORDES, *Dire les maux. Anthropologie de la parole dans les médecines du monde*, 2011.
François CLOUTIER, *La médecine verticale*, 2010.
Gilbert et Anne-Christine PIERRE, *Parole d'une autiste muette, Enigme et évidence*, 2010.
Gérard MEGRET, *Êtes-vous un bon malade ?*, 2010.
Bernard JOUANJEAN, *Physiologie du risque face à l'Histoire*, 2009.
Eric SOLYOM, *Les cahiers d'un chirurgien. Témoin de la faillite du système de santé*, 2009.

FRANÇOIS VACHON

Mon corps m'a dit

Vite et mieux comprendre quand une urgence médicale menace vraiment sa vie

Préface du Professeur Michel Rey

L'Harmattan

Ouvrages du même auteur

Médecin à l'hôpital Claude Bernard, Editions Glyphe, 2010

Lorsque l'enfant disparaît, Editions Glyphe, 2013

5-7, rue de l'École-Polytechnique ; 75005 Paris

http://www.librairieharmattan.com
diffusion.harmattan@wanadoo.fr
harmattan1@wanadoo.fr

ISBN : 978-2-343-01500-2
EAN : 9782343015002

À la mémoire de Maxime Armengaud (1926-2007)

Professeur honoraire de Maladies infectieuses et tropicales.

Ancien Chef des Services des maladies infectieuses aux CHU de Dakar et de Toulouse.

Fondateur en 1993 de la Société de Médecine des Voyages.

Préface

Cet ouvrage original de conseils médicaux, écrit par le professeur François Vachon qui dirigea le Service de réanimation médicale à l'hôpital Bichat-Claude Bernard, s'adresse au grand public, c'est-à-dire à tout un chacun, pour l'aider à protéger sa santé dans différentes circonstances : comment réagir devant la survenue brutale d'un symptôme imposant une prise en charge hospitalière d'urgence, quelles précautions particulières faut-il prendre en cas de blessure ou de traumatisme, quels comportements à risque doit-on éviter, et quelles vaccinations sont nécessaires pour se protéger contre des infections invalidantes ou potentiellement meurtrières.

Mais s'il est recommandé de faire appel dans des situations à risque, à une rapide prise en charge médicale, il faut éviter de solliciter inutilement des urgences hospitalières de plus en plus surchargées.

L'auteur rapporte des cas concrets dont certains ont été vécus personnellement au cours de sa vie professionnelle. Ils illustrent les alertes menaçantes auxquelles il faut répondre, et les précautions à prendre pour prévenir des drames.

La survenue brutale d'une fièvre élevée peut être révélatrice d'une méningite bactérienne et de sa complication gravissime le *purpura fulminans,* mais aussi, au retour d'un séjour tropical, d'un paludisme potentiellement mortel, ces affections nécessitant un diagnostic et un traitement urgents. Un choc anaphylactique, parfois accompagné d'asphyxie, succédant à l'ingestion d'un aliment auquel le patient est allergique ou à une piqûre de guêpe, doit aussi être traité d'urgence.

La survenue d'une diarrhée peut entraîner rapidement une déshydratation gravissime surtout chez le jeune enfant et les personnes âgées et impose sans tarder une réhydratation appropriée. À l'inverse, un arrêt du transit intestinal peur être révélateur d'une occlusion et imposer une intervention d'urgence. Une douleur thoracique aiguë peut révéler un infarctus du myocarde ou une embolie pulmonaire.

La prise en charge d'une blessure doit impliquer la mise à jour du statut vaccinal contre le tétanos, celle d'une morsure animale doit parfois faire administrer rapidement une prévention contre la rage. Mais il faut aussi savoir protéger sa santé à plus ou moins long terme, en dehors de tout événement accidentel, qu'il s'agisse de vaccinations généralisées contre des maladies potentiellement graves comme le tétanos, la diphtérie, la poliomyélite, la rougeole, ou d'un départ en voyage tropical exposant aux risques de paludisme et de fièvre jaune.

Dans cet ouvrage, un accent particulier est mis sur ce fléau que fut longtemps la poliomyélite, en France et ailleurs. Grâce à la vaccination généralisée à l'échelle mondiale, l'éradication globale de cette infection devrait être obtenue comme elle l'a été pour la variole. Mais des réticences et interdictions de tous ordres n'ont pas permis, malgré d'énormes progrès, de faire disparaître complètement la maladie qui reste encore présente dans quelques pays. Les poliovirus peuvent donc être rencontrés en voyage et même importés un jour chez nous. La commission que j'ai l'honneur de présider (Commission nationale de certification de l'éradication de la poliomyélite en France) est impliquée dans cette surveillance. Cette vaccination et sa remise à jour avant tout voyage international restent indispensables.

Enfin certaines infections souvent latentes et déjà contagieuses, telles la tuberculose et le sida, doivent être décelées et traitées avant même de devenir symptomatiques.

Espérons que ces informations et mises en garde pratiques contribueront à protéger la santé de leurs lecteurs, de leur famille et de leur entourage.

Michel Rey,
Professeur honoraire de maladies infectieuses
et tropicales.
Membre correspondant de l'Académie
nationale de médecine.

Sommaire

PRÉAMBULE

La santé, c'est le silence des organes, a écrit René Leriche, célèbre chirurgien.

Pourtant notre cœur bat et son silence est la preuve classique de notre mort. Mais un bruit habituel finit par ne plus être entendu. Ce cœur ne nous fait connaître sa présence qu'en cas d'irrégularités de son rythme ou lorsqu'il va plus vite lors de maladies fébriles ou non, mais aussi plus fort en même temps que de vives émotions et de grands plaisirs.

Nos intestins remuent sans arrêt sans que nous y prêtions attention, sauf à ressentir et entendre quelques gargouillis suivis d'émissions molles ou gazeuses plus ou moins sonores, bien naturelles, dont on dit souvent qu'elles soulagent. C'est leur absence qui va nous alarmer.

Pour assurer notre oxygénation, nos poumons bougent sans cesse sans qu'on s'en aperçoive. Mais le rythme non perceptible de notre respiration peut changer, devenir difficile ou bruyant, effectivement alors parfois inquiétant.

Le médecin qui nous ausculte, écoute les battements de notre cœur, les souffles inspirés ou exhalés dans nos bronches, les bruits du ventre et des artères et il palpe notre pouls. Tous lui indiquent que pour nous, tout va bien ou moins bien.

Soyons nous-mêmes à l'écoute de notre corps. Il sait nous dire quand ça ne va pas. Il peut même, parfois, nous protéger.

« La fumée des cigarettes et certains alcools m'ont toujours fait mal à la tête. Pour cette simple raison, je n'ai jamais fumé ni usé de ces boissons.

Mon corps m'a dit ce qu'il y avait de mieux à faire pour moi et j'ai bien fait de le croire », m'a raconté un très vieux sage.

Mon corps m'a dit… Voilà le sujet.

Mais notre propos ne concerne ici que les situations les plus graves :

Vite et mieux comprendre quand une urgence médicale menace vraiment sa vie.

INTRODUCTION

Notre objectif est de mettre à la connaissance de ceux qui ignorent tout ou presque des finesses de la médecine, certains signaux que notre corps nous envoie, nous avertissant de la survenue d'une maladie qui met en jeu notre vie à brève échéance. Ce sont des *symptômes*.

Ces symptômes sont perçus par l'un ou l'autre de nos cinq sens et ils sont ici de la plus grande importance. La perception immédiate et pertinente de leur signification est pour chacun d'entre nous d'un intérêt capital.

Le rôle des *symptômes de gravité* est de nous avertir que la machine qu'est notre corps connaît un dysfonctionnement, comme un bruit très anormal qui survient brutalement et va vite mettre en cause la marche du moteur de notre voiture. Mais comme nous sommes là dans le domaine de la santé et des urgences vitales, ces symptômes – dont la douleur et la fièvre sont les maîtres mots – concernent notre propre existence.

Pour ce propos que nous voulons développer, il faut d'abord insister sur le fait que ce que nous constatons ou ressentons alors est très inhabituel, insolite, qu'il survient de cette manière pour la première fois et le plus souvent brutalement. C'est quelque chose que nous n'avions jamais connu. S'il en est autrement, nous sommes censés savoir ce qu'il en est. Plus encore sont au centre de notre démarche, *les symptômes qui, pour tout un chacun, n'ont pas l'air de constituer par eux-mêmes une urgence vitale que rien ne laisse donc supposer dans l'immédiat, alors qu'elle est réelle.*

De même, certaines circonstances sont en mesure d'avoir comporté pour sa propre santé, des risques vitaux dont on ignorait ou négligeait la portée. Il est donc important d'en informer son médecin avant même qu'il en pose la question.

Les enfants ne sont pas concernés par notre discours car ils n'ont pas capacité à interpréter leurs propres sensations ou constatations en termes de vie ou de mort, de bonne ou de mauvaise santé si l'on met à part les situations de grandes douleurs traumatiques. C'est à ceux qui ont la charge de ces enfants qu'il revient de voir ce qu'il en est de leurs dires ou de leurs manifestations et d'agir vite en conséquence, ce qui n'est pas toujours évident.

Jérôme, sept ans, se levant pour aller à l'école, dit à sa maman : « J'ai mal au ventre ». Celle-ci ne constate rien d'anormal dans l'aspect et l'attitude de l'enfant, si ce n'est qu'il se touche l'abdomen qui apparaît bien souple. Il n'a pas de fièvre, ne tousse pas, ne vomit pas, a bien fait pipi et aucune diarrhée n'est en vue. Prétexte pour ne pas aller en classe ou vrai problème ? Le garder à la maison par précaution ou appeler un médecin ? Chacune ou chacun fera selon son tempérament.

Le temps de la grossesse – du retard des règles à l'accouchement – est un monde à part en termes de symptômes nouveaux pouvant être ou non inquiétants. Il mérite un exposé fait par un spécialiste.

Les traumatismes, les autres urgences chirurgicales et les intoxications aiguës – sauf quelques cas très particuliers –, les infections nosocomiales graves, les accidents de l'anesthésie et ceux imputables à des médicaments (*iatrogènes*), ne sont pas dans notre propos : toute réaction anormale doit faire arrêter les prises et signaler l'évènement.

Les désordres aigus liés à des maladies d'ordre psychiatrique sont exclus puisque la majorité de ces sujets ne peut manifester la lucidité nécessaire. Cela comprend aussi les troubles psychiques qui accompagnent volontiers une fièvre élevée chez les vieillards. Mais certains médicaments ou un accident vasculaire cérébral, peuvent en être responsables. De même, les agitations alcooliques aiguës ou celles de toxicomanes en « manque » qui mobilisent tant le personnel des services d'urgences, n'ont pas leur place ici même si ces pathologies peuvent aussi en cacher d'autres.

Enfin, de par notre choix, sont hors de notre propos les vieilles douleurs que l'âge nous procure en avançant, les symptômes répétitifs connus de longue date, les complications et poussées aiguës d'une maladie chronique : insuffisance cardiaque, asthme, bronchite chronique, arthrose, cirrhose du foie, désordres endocriniens, cancers. À un moment ou à un autre, ces affections ont amené à consulter un ou plusieurs médecins et à pratiquer des examens en vue d'en élucider la nature et la cause, voire à suivre un traitement en l'occurrence avec un succès relatif.

*

Aller du symptôme à la maladie est l'affaire du médecin. Pas du patient. Le praticien a fait de longues études pour en arriver là.

Notre but n'est pas d'apprendre à chacun à se soigner seul, à savoir comment se passer de médecin, à faire ou non de l'automédication devant tel ou tel symptôme. Il n'est pas non plus de prétendre dire qu'il faut dans cette situation, aller ou non voir un docteur. Bien au contraire.

Diverses brochures ou livres à grande diffusion, écrans visuels grands ou petits permettant de consulter sans délai

Internet, sont aujourd'hui mis à la portée de tous chez soi ou ailleurs. Ils sont porteurs d'informations et de conseils sur toutes nos maladies, leurs symptômes, leurs traitements.

Mais, comme pour le jeune étudiant qui ouvre pour la première fois ses livres de médecine, ces lectures – qu'il pense à lui-même ou à un autre – vont bien souvent d'abord angoisser le lecteur incompétent. Elles vont le diriger peut-être là où il faut mais peut-être aussi, là où il ne faut pas.

En vérité, pour qui n'a pas l'expérience ni le langage pour bien situer le symptôme dans la maladie, la sécheresse des mots ou des images, si bien choisis soient-ils, n'a pas la pertinence d'une bonne interprétation des faits, c'est-à-dire de celle du bon diagnostic qu'ils supportent.

Quoi qu'il en soit des bénéfices que peuvent apporter aux uns et aux autres ces informations, elles sont très délicates en termes de responsabilité, à mettre à la disposition de tout un chacun, surtout en ce qui concerne les urgences.

Vouloir être rassuré devant la survenue d'un fait anormal considéré ou non à bon escient, comme un signe que son état de santé est sérieusement mis en cause, est un vrai besoin d'une réelle utilité pour beaucoup. Finalement, chacun appellera ou ira voir un médecin selon les circonstances, ses constatations, son tempérament, l'importance d'une douleur ou d'autres symptômes que l'on sait – hors les évidences – ressentis différemment par les uns et par les autres. Voir vite un praticien s'imposera dans bien des cas comme un réflexe. Soigner, soulager ou rassurer est la raison d'être des médecins, urgentistes ou non.

Pour ce qui concerne les services hospitaliers d'urgences médicales, leur encombrement notoire résulte de plusieurs facteurs : d'abord du mélange des vraies urgences et de celles qui sont simplement « ressenties ». Le choix délibéré de certains de ne pas attendre une consultation spécialisée ou non, avec ou sans rendez-vous, de ne pas avancer d'argent, en sont aussi des motifs. Très nombreux, les vieillards en souffrance, les problèmes sociaux des déshérités, les toxicomanes et les alcooliques agités fournissent les gros bataillons des services hospitaliers d'urgences médicales.

Ce sont là les raisons pour lesquelles depuis plusieurs années, des services concernés ont mis au point de véritables « arbres décisionnels » d'un très grand intérêt pratique, rédigés *par et pour* les professionnels de santé qui ont en charge les urgences médicales : une première évaluation est effectuée par un personnel formé à cet exercice, l'IAO (Infirmier(e) d'Accueil et d'Orientation). Cela permet de séparer rapidement dès leur arrivée, les « vraies urgences » pour lesquelles le praticien de garde est aussitôt appelé, et les autres considérées sans gravité immédiate. Si on leur explique bien le sens de ce tri, ces derniers patients attendront leur tour plus ou moins longtemps mais devraient être déjà rassurés de faire partie de cette deuxième catégorie.

Notre propos est différent. Il ne s'applique pas à de telles organisations mais s'adresse au malade lui-même.

Il vise une compréhension rapide par soi-même, de certains signaux que nous recevons de notre corps, qui doivent vraiment nous inquiéter en termes d'urgence vitale *même et surtout si cela n'a pas l'air d'en être une.*

Répétons que nous voulons ici, aider chacun à bien cerner la véritable urgence lorsqu'elle le concerne : censé ignorer toute connaissance médicale, il ne peut qu'être bon que chacun puisse de son propre chef, comprendre aisément la signification objective de ce qu'il constate ou ressent dans son propre corps en termes de gravité immédiate et réelle.

Les cas où l'urgence extrême ne semble pas manifeste, sont tout spécialement à l'origine de notre démarche.

Tout le monde y gagnera : se mettre dans de tels cas, le plus vite et surtout le plus pertinemment possible en mains médicales, est le véritable but que nous voulons atteindre.

PREMIÈRE PARTIE

VITE ET MIEUX COMPRENDRE LES SYMPTÔMES D'UNE INFECTION FÉBRILE AIGUË QUI MENACE SA VIE

« *J'ai de la fièvre* »

On ne peut dire ou savoir qu'on a de la fièvre que si la température de son corps dépasse les valeurs dites normales, remarquablement fixes chez les humains.

Il faut donc la mesurer. Prise par voie rectale, elle ne doit pas dépasser, au repos, 38°2 C, et par voie buccale, 37°8 C. Les appareils modernes de prise de la température corporelle instantanée sans contact avec la peau ou une muqueuse, donnent des valeurs inférieures à celles des thermomètres classiques et exigent une correction indiquée sur le mode d'emploi.

L'apparition d'une fièvre est ressentie de manière variable selon les individus et surtout selon la brutalité ou non de son apparition et le degré de l'élévation. Frissons et sensation de froid des extrémités surtout, sont les symptômes d'accompagnement les plus habituels.

Une accélération inhabituelle du pouls au repos, constante, peut être une raison de découvrir que l'on a une fièvre modérée.

Avoir de la fièvre fait aussitôt penser que, quel que soit son degré, on est victime d'une maladie infectieuse locale ou généralisée.

Chez les sujets immunodéprimés – chimiothérapie, sida –, toute fièvre doit effectivement être synonyme d'infection bactérienne, virale ou parasitaire, à rechercher en priorité.

Mais on sait que le « coup de chaleur » – hyperthermie liée à un environnement très particulier chez les adultes – provoque des élévations de la température corporelle qui peuvent être très importantes : 41°-42°C.

Quelques maladies endocriniennes (une hyperthyroïdie notamment), certains accidents cardio-vasculaires brutaux provoquent volontiers une petite fièvre aux alentours de 38°-38,5°C (infarctus du myocarde, phlébite par exemple). Des accidents allergiques ou toxiques sévères médicamenteux ou non, sont souvent accompagnés d'une fièvre élevée.

À l'inverse, quelques maladies infectieuses très graves ne s'accompagnent habituellement d'aucune fièvre (voir page 63).

*

Chez les adultes, il n'y a nul besoin de se préoccuper de faire « tomber » une fièvre élevée, à l'exception du coup de chaleur qui réclame des mesures strictes à ce titre. On sait que c'est l'inverse chez les tout-petits en raison chez eux, du risque de convulsions fébriles.

Néanmoins, chez les personnes très âgées la persistance durant plusieurs jours d'une fièvre élevée, peut être source d'une déshydratation rapide d'autant plus que ces personnes ne ressentent pas le besoin de boire ou en sont incapables.

Il n'y a donc pas lieu de traiter pour elle-même une fièvre élevée chez l'adulte et prendre des antipyrétiques pour la faire baisser n'est pas un bon réflexe. Boire de l'eau plus ou moins aromatisée et rester au chaud est plus sage. Un prétexte habituel à consommer alors de tels médicaments délivrés sans ordonnance, est de vouloir supprimer en même temps les douleurs variées (maux de tête, courbatures...) qui accompagnent souvent tout état fébrile brutal car ces médicaments sont aussi des anti-douleurs, « des antalgiques », étant ou non aussi des anti-inflammatoires.

L'inflammation locale responsable habituelle de la douleur, doit être aussi respectée car ce symptôme indique que nos tissus réagissent pour former une barrière naturelle à l'infection en place. La supprimer pour cette raison est un risque de voir se développer cette infection, d'autant plus grand que des bactéries en cause ne seraient pas contrôlées par une antibiothérapie efficace.

Il faut résister tant que faire se peut, à de telles tendances qui ne visent qu'à obtenir un meilleur confort et ne peuvent agir sur la maladie en cours. Bien plus, la fièvre est un précieux indicateur de l'évolution du mal. L'abaisser artificiellement interdit de savoir si la chute thermique qui suit, a été ainsi provoquée ou est, au contraire, l'indice de la survenue de la guérison spontanée de l'infection. Dans le premier cas, la reprise de la fièvre après ou malgré les antipyrétiques, n'aura fait que retarder une prise en charge médicale nécessaire pour établir un diagnostic et un traitement spécifique éventuel.

Une telle attitude est d'autant plus légitime que la fièvre est une réaction salutaire de notre organisme à l'encontre de la plupart des agents infectieux qui nous menacent. Elle tend à neutraliser leurs actions nocives sur nos organes et à réduire la multiplication du microbe dans notre corps. Par ailleurs, en quelques jours, nos défenses immunitaires naturelles produisent si elles sont intègres, une défense appropriée, en l'occurrence des « anticorps spécifiques » qui vont circuler dans le sang ou siéger localement au site de l'infection. Leur apparition dans la circulation provoque souvent un « pic » fébrile signalant le début d'un conflit en principe salvateur, une fièvre de bon aloi, la contre-attaque de notre corps contre l'envahisseur (l'antigène, ici le microbe). Elle précède souvent la guérison spontanée qui survient quelques jours après.

Un exemple-type de ce genre de situation est celui de la grippe saisonnière dont la fièvre qui la caractérise, dure trois jours et guérit alors spontanément ne laissant qu'un état de fatigue. Elle ne tue en grande majorité, que des personnes âgées du seul fait de l'alitement ou de complications inhérentes à leur état antérieur.

Il faut donc, en l'absence de symptômes d'urgence, respecter pendant trois jours une fièvre surtout s'il est facile de la rapporter à une grippe. Passé ce délai, un médecin doit prendre les choses en main. Et si un foyer infectieux est détecté, source de cette fièvre, son traitement médical ou chirurgical s'impose.

Comment reconnaître vite et mieux comprendre une telle menace vitale

Un cas concret va nous donner l'occasion d'entrer dans le vif de notre propos donnant à une fièvre élevée la chance d'être accompagnée du signal d'alarme d'un danger vital immédiat. Cette information évaluée à sa vraie valeur, va pouvoir modifier le pronostic dans une grave maladie infectieuse parmi celles qui menacent à brève échéance, la vie d'un adulte en bonne santé.

Cette histoire est exemplaire.

Jean, 21 ans, ressent brutalement un lundi du mois de février, une fièvre élevée – 40°C – avec frissons, courbatures et maux de tête, alors qu'il avait depuis la veille un simple petit mal de gorge, une légère pharyngite. On est au début de l'hiver et une épidémie de grippe s'annonce. Deux jours plus tôt, le samedi soir, il avait passé une partie de la soirée avec des amis dans une « boîte de nuit ».

Par bonheur, Jean avait souvent entendu son père, un médecin, dire en famille qu'en période hivernale, outre la grippe et beaucoup plus rarement qu'elle, il fallait se méfier d'une autre infection également contagieuse par voie orale – via les postillons ou les embrassades, donc difficile à éviter. Il s'agit d'une maladie redoutable qu'on dénomme volontiers la « méningite cérébrospinale ».

Cette infection due à une bactérie, le méningocoque, peut effectivement provoquer une méningite aiguë qui, vite et bien traitée, va guérir assez facilement. Une ponction lombaire est faite dès constatation en climat très fébrile d'une raideur du cou – le signe principal de toute méningite. Cet examen fait à l'hôpital en urgence, précise alors ce diagnostic de méningite purulente et la nature de son germe.

Des antibiotiques appropriés sont administrés dès ce diagnostic ainsi porté, assurant une guérison rapide dans la grande majorité des cas.

Notre histoire n'est pourtant pas celle-là. Le père de Jean avait aussi insisté sur un autre symptôme essentiel qu'il est possible d'observer dans les mêmes conditions. Il avait souvent dit qu'un geste simple dans une telle situation fébrile bien précise, est de découvrir pour la regarder, sa peau (ventre, poitrine, membres) et y repérer, le cas échéant, une ou plusieurs petites taches que l'on ne connaissait pas, un peu violacées pouvant évoquer de petits hématomes superficiels. C'est une constatation fréquente en cas de méningite à méningocoques et un symptôme déjà annonciateur de cette infection particulière requérant la prise en charge médicale rapide déjà dite.

C'est ce que Jean fit le lundi soir en se déshabillant pour aller se coucher. Il constata effectivement quelques-unes de telles anomalies sur son ventre, inconnues de lui et se dit qu'il appellerait un médecin dès l'aube car il ne ressentait pas d'autres troubles sinon un léger mal de tête.

Mais s'étant relevé trois heures plus tard pour vomir, il constata que ces taches s'étaient multipliées, s'étendant aussi en placards disséminés de son ventre vers ses cuisses, sur le thorax et les membres. Une de ces taches formait même un petit point noirâtre nécrotique sur quelques millimètres. Papa avait bien dit que cette multiplication rapide, d'heure en heure, de ces taches s'appelle « le purpura fulminans », que c'est une grande urgence et qu'il ne faut pas s'attarder, s'ils ne peuvent être là « dans les vingt minutes », à attendre le médecin ou même le SAMU. Il faut alors se rendre de son propre chef et le plus vite possible, directement aux urgences de l'hôpital le plus proche.

Le domicile campagnard de Jean étant très éloigné de tout, il fit appel à un ami médecin qui habitait dans le même village, près de sa maison. Ce dernier comprit qu'il fallait le transporter au plus vite à l'hôpital ; il le prit alors dans sa voiture et ils arrivèrent au centre hospitalier régional, moins de trente minutes plus tard.

C'est ainsi que Jean, par cette extrême précocité de prise en charge, put guérir de cette septicémie « fulminante » si rapide à mettre en jeu la vie qu'elle n'a même pas le temps de laisser s'installer la méningite (qui ne demande que quelques heures de plus pour être constatable par le médecin). Cette situation est si grave que les meilleures équipes hospitalières de réanimation sont loin de pouvoir la guérir à coup sûr.

En France, une telle « méningococcie invasive » frappe chaque année (chiffre assez stable) sept cents enfants et adultes. Vingt-cinq à trente pour cent de ces cas se présentent là comme des *« purpura fulminans »* et, à lui seul, cet état revendique vingt-cinq pour cent des décès.

La simple constatation par ces adultes – dans les conditions précises rapportées dans le cas de Jean – de tels éléments cutanés accompagnant vite une fièvre élevée et surtout de *leur extension rapide, d'heure en heure,* peut leur sauver la vie par la précocité d'une prise en charge médicale.

La signification de gravité extrême de ce symptôme cutané extensif, suppose une grande sagacité de la part du malade et de son entourage proche. En effet, ces éléments éruptifs ne sont pas en eux-mêmes, dans les premiers instants, à ce point inquiétants et n'incitent pas alors à mobiliser si vite tant de bonnes volontés.

Il faudrait pour cela que chacun soit averti dès son adolescence, de la gravité de telles manifestations si rares soient-elles mais si graves ! Elles n'ont pas besoin d'être expliquées avec des mots savants.

On peut imaginer que, dès l'étape scolaire du secondaire – collège ou lycée –, il en soit fait la description aux élèves. En effet, cette tranche d'âge est très concernée par cette infection (entre quinze et dix-neuf ans, le nombre des cas y est double de la moyenne nationale), même si elle frappe aussi des plus jeunes et des plus vieux.

Dans ces établissements, des informations et des recommandations sur une conduite sexuelle sécurisée sont officiellement énoncées dans le cadre d'une bonne éducation. Pourquoi ne pas le faire aussi pour une telle urgence médicale *qui n'a pas l'air d'en être une, justement*. C'est une bonne raison de leur apprendre des choses simples, car il n'est pas question d'approfondir les explications à leur donner quant aux mécanismes de cette infection à risque mortel.

D'ailleurs, c'est bien ce que font les enseignants – en prenant plus de temps et en plus technique – pour leur apprendre les gestes élémentaires de secourisme en cas d'urgence cardio-respiratoire ou de troubles brutaux de la conscience.

Les informations à l'usage de chacun dont nous parlons, pour lui-même ou pour tel autre qu'il côtoierait alors, sont tout aussi aptes à sauver des vies.

Chacun se souviendra de ces notions vu leur simplicité.

Jean a eu la chance d'avoir un père médecin et de l'avoir écouté au cours de propos tenus en famille.

*

Il est de règle qu'après un premier décès de cette nature, des mesures officielles à visée de prévention soient prises et largement diffusées à toute la population locale, surtout pour tous ceux qui ont été plus spécialement en contact rapproché avec la personne décédée.

Mais pensons justement à *ce premier mort auquel rien n'avait jamais été dit de tout cela.* Sans oublier ceux – il en existe – qui, ne présentant pas de signes de méningite, seront pris en charge pour un état fébrile d'allure isolée. Les médecins qui vont les examiner rechercheront et remarqueront quelques rares petits éléments cutanés. Cela leur évoquera à coup sûr, cette infection.

Mais seuls seront identifiés être aussi graves, les patients pour lesquels on constatera que ces taches sont en train de se multiplier et de s'étendre d'heure en heure, signe d'extrême gravité.

L'intervention des médecins permettra alors d'appliquer les premières mesures très particulières qui s'imposent (antibiothérapie et perfusion de solutés) *avant même des prélèvements sanguins d'usage et une ponction lombaire qui sont de règle lorsque la méningite est au premier plan.*

Si l'état de choc septicémique est patent – chute rapidement progressive de la tension artérielle –, il est déjà tard pour être traité efficacement.

C'est pourquoi annoncer dans les médias, à propos d'un tel décès, qu'un cas de « méningite mortelle » a été observé dans tel quartier ou village, constitue une lourde erreur. « La méningite cérébrospinale » jadis toujours mortelle, *guérit bien* chez l'adulte depuis l'usage des sulfamides en 1936, remplacés dix ans plus tard par les antibiotiques, prescrits et administrés sans tarder.

La situation dont nous parlons est bien différente. Le méningocoque, classique cause bactérienne de méningite, tue surtout lorsqu'il provoque chez certaines personnes, un état de choc infectieux initial très précoce, survenant avant tout symptôme évident témoignant d'une méningite.

L'objectivité et la sécurité de tous imposent que ce mal soit énoncé officiellement par son nom : *purpura fulminans* et non qu'il soit annoncé comme une méningite mortelle.

Les symptômes cutanés observés ont là un rôle décisif pour agir en grande urgence, être mis en milieu médical apte à contrôler, si possible, la situation. La précocité de l'antibiothérapie couplée aux premiers gestes de réanimation, est primordiale.

*

D'autres situations d'ordre infectieux, peuvent également devenir gravissimes.

Alex constate qu'il présente un furoncle de l'aile du nez. Il ignore qu'il ne faut jamais « presser » ce bouton-là pour en faire sortir le point central, un bourbillon blanchâtre qui contient des staphylocoques et que la situation anatomique de ce véritable « abcès » est très propice à une diffusion de ce microbe par voie sanguine, vers le cerveau.

Ayant fait malgré tout ce geste, une fièvre élevée se déclare peu après avec des frissons, une « septicémie » gravissime qui tuait à coup sûr avant l'ère des antibiotiques.

L'intervention immédiate d'un médecin fera qu'avec ses prescriptions, la guérison sera obtenue. Sinon, de graves complications vasculaires cérébrales auraient pu survenir.

*

Bob découvre sur tout son corps, l'apparition rapide de grosses « cloques », des bulles en grand nombre décollant vite sa peau, accompagnées d'une fièvre élevée, d'éruptions cutanées rouge vif et d'un grand malaise. Peu avant, il avait pris, à dose normale, un médicament nouveau pour lui et s'était exposé au soleil.

Ce tableau dit de « toxidermie » avec ou sans photosensibilisation, est une véritable urgence médicale. Le médecin fera rapidement hospitaliser ce malade à l'aspect d'écorché vif qu'on peut considérer comme un « grand brûlé ».

*

Kevin s'est gravement blessé à la jambe lors d'une chute. La plaie a été suturée et le membre bien enveloppé. Le lendemain, cette zone devient soudain très douloureuse avec une fièvre élevée. Kevin réclame d'abord des antalgiques. Mais son infirmière sait que devant de tels symptômes, le pansement (ou le plâtre) doit être ouvert en urgence pour que le médecin examine la zone douloureuse : si, au toucher, la peau bombée autour de la plaie crépite comme de la neige, cela signe une « gangrène gazeuse débutante ».

Le chirurgien fera très vite alors, débridement de la plaie et prescription de pénicilline. À défaut, l'extension gazeuse décollant toute la peau, serait vite catastrophique.

*

Octave, un octogénaire, ressent un léger mal au bas-ventre, à gauche, accompagné d'un clocher de fièvre et de petits frissons. Rapidement, il constate l'apparition d'un refroidissement de ses doigts, de son nez et des genoux. Son épouse remarque son faciès devenu livide et tâte sa peau froide, marbrée, bleutée, cyanosée par plages. Sa respiration est accélérée mais ses lèvres sont encore roses (contrairement au jour où Octave avait eu de graves difficultés d'ordre respiratoire). Le pouls est rapide mais régulier quoique mal frappé.

Ces symptômes liés à l'infection d'un des diverticules de son gros intestin (*diverticulite*) sont les signes annonciateurs de graves perturbations circulatoires.

La mise en milieu hospitalier est impérative. La tension artérielle peut être initialement augmentée mais va vite s'abaisser.

Au-dessous de sept cm de Hg de maxima, c'est le tableau avéré d'une septicémie avec « état de choc infectieux ». Le débit des urines diminue, parfois jusqu'à l'anurie (réduction quasi-totale) traduisant une insuffisance rénale aiguë pouvant imposer le rein artificiel.

Tout cela aurait pu aussi provenir d'un autre foyer infectieux, urinaire ou biliaire notamment, plus ou moins connu ou manifeste.

*

Brice constate qu'il débute une jaunisse, ce qu'il voit bien en regardant le blanc de ses yeux dans une glace. En quelques jours, en même temps qu'une fièvre est apparue, cette couleur jaune se confirme sur toute sa peau. Il pense alors avoir une hépatite aiguë bénigne liée à une nourriture contaminée prise lors d'un récent et long voyage exotique. Il ne s'inquiète pas vraiment d'une telle maladie pendant laquelle il est seulement prudent de ne pas consommer des produits qui peuvent être dangereux pour le foie : alcool et certains médicaments (paracétamol notamment). Mais les examens biologiques montreront que cette hépatite est due, non au virus de l'hépatite A, mais à celui de l'hépatite B.

Ce n'est plus du tout pareil. Beaucoup plus souvent que lors d'une hépatite A, l'hépatite due au virus B peut devenir gravissime, « fulminante », avec dans ce cas une mortalité de quarante-cinq à quatre-vingt-quinze pour cent. Chez les immunodéprimés, on la redoute mais sont aussi responsables chez eux d'une grave évolution, les virus des hépatites A et surtout E : ce dernier revendiqua dix cas d'hépatite aiguë en 2008, dont sept après ingestion de viande de porc, de sanglier ou de cervidés.

Les fièvres virales « hémorragiques » dues à divers virus dont ceux de la fièvre jaune et de la dengue hémorragique, comportent aussi une atteinte hépatique aiguë très grave.

Dans tous ces cas, *les symptômes annonciateurs de gravité* sont des hémorragies cutanéo-muqueuses superficielles, bronchiques et digestives, des douleurs abdominales avec vomissements, de la fièvre et des troubles nerveux – tremblements, confusion. Une chute de la tension artérielle et un coma annoncent l'extrême gravité.

Une transplantation hépatique d'urgence peut sauver la vie. Moins grave, la situation peut s'améliorer spontanément, le pouvoir de régénération des cellules hépatiques étant grand avant l'âge de quarante ans.

*

Les maladies « éruptives de l'enfant », survenant chez un adulte qui ne les a pas eues dans son jeune âge, peuvent avoir de graves conséquences.

Dix à vingt femmes enceintes sont contaminées chaque année en France, par un proche atteint de la rubéole. Cette maladie est potentiellement responsable de malformations du fœtus, ce qui oblige à une surveillance par échographies répétées traquant de telles anomalies. En 2004-2005 par exemple, sur vingt-six de tels cas, on dut faire quatre interruptions de grossesse.

La rougeole de l'adulte est souvent grave.

Nous ne possédons pas de traitement contre ce virus et les complications qu'il entraîne, dont les pneumonies sont les plus fréquentes. La vaccination est notre seule arme contre la rougeole.

Entre 2008 et 2011, une couverture vaccinale insuffisante eut pour conséquence la survenue d'une forte épidémie : plus de vingt-deux mille cas nécessitant cinq mille hospitalisations, ont été observés en France. Un tiers des malades avaient plus de quinze ans. Dix décès se sont produits. Vingt-sept cas d'encéphalite ont été observés.

C'est donc pour inciter chacun à vérifier (sur son carnet de santé) s'il a bien eu toutes ces maladies ou s'il a bien été vacciné contre elles, que nous nous attardons un instant sur ces infections. Et si rien n'est signalé vous concernant ou si vous ne pouvez en avoir la moindre preuve, il est utile de se faire vacciner. Il est beaucoup plus coûteux de faire vérifier si on est possesseur ou non, d'anticorps *protecteurs* dans le sang.

*

La seule angine qui soit à redouter dans l'immédiat, est exceptionnelle chez nous de nos jours. C'est la diphtérie, une urgence peu douloureuse et peu fébrile dont l'incubation est de deux à cinq jours. Bien entendu, on ne peut penser à cette maladie que si l'on n'est pas vacciné contre elle, ce qui est aujourd'hui malheureusement fréquent chez les adultes.

Il faut aussi que cette infection contagieuse refasse parler d'elle chez nous où elle a disparu du fait d'une vaccination des enfants plus ou moins bien respectée mais suffisante pour la protection des autres.

Malgré tout, de petites épidémies surviennent de temps à autre, le microbe émanant de personnes en provenance de pays où la maladie persiste, démunis de toute politique vaccinale. Ils ne sont pas forcément très éloignés de nous, se situant en Europe de l'Est notamment.

Ainsi, la diphtérie doit rester présente à notre esprit car elle requiert l'administration en urgence de sérum antidiphtérique et de pénicilline.

En regardant le fond de sa gorge qui lui fait mal avec un peu de fièvre, Gérard, dix-sept ans, voit facilement qu'elle n'est ni très rouge ni recouverte de petits points blancs comme certaines bactéries et quelques virus en provoquent. Il aperçoit des traînées blanchâtres ou grisâtres dénommées volontiers « fausses membranes », un fond de gorge « sale ». Ce symptôme n'a rien de spécifique et il pourrait avoir, comme sa petite amie, se dit Gérard, une « mononucléose » infectieuse, une infection virale transmise de bouche à bouche.

Le médecin consulté, tranchera.

Chez son cousin Arthur, le praticien avait observé peu avant, une angine diphtérique typique : l'aspect du fond de la gorge est alors très particulier, tapissé de larges plaques blanc nacré, brillantes même, recouvrant le voile, le palais et même les deux amygdales. Il avait effectué un prélèvement de gorge confirmant la présence du bacille diphtérique.

Chez l'adulte, il n'y a pas à redouter que ces fausses membranes envahissent le larynx, donnant « voix éteinte et toux rauque » comme cela arrive chez les petits enfants – c'est le *croup*. Le risque d'asphyxie est alors à redouter vu l'étroitesse de leur filière laryngée. Cela n'arrive pas chez les plus grands.

Après une telle angine souvent moins typique et certes très exceptionnelle de nos jours dans notre pays, des troubles de l'accommodation visuelle – des difficultés inhabituelles à lire de près ou en fin de lecture – doivent vite inquiéter, la vision de loin restant normale.

Des troubles du rythme cardiaque précédés de malaises, peuvent aussi survenir. Le médecin fera un électrocardiogramme confirmant le diagnostic de « myocardite » avec son risque mortel.

Environ un mois après cette diphtérie non ou mal traitée, on peut aussi ressentir, de retour chez soi, une fatigue anormale des deux membres inférieurs qui peut en quelques jours, devenir une paralysie s'étendant jusqu'à concerner les muscles respiratoires et mener en réanimation. Des fourmillements des pieds et la sensation de marcher sur un tapis de haute laine – troubles sensitifs que l'on ressent dans le « syndrome de Guillain-Barré » – sont les premiers symptômes ressentis. La régression des paralysies est habituelle mais très lente.

*

Une angine fébrile et *très* rouge, y compris la langue, peut être due à une autre bactérie, un streptocoque. Un test rapide effectué au cabinet du praticien permet aujourd'hui de le confirmer, lors d'un tel mal de gorge. Il pourrait sinon, être considéré comme sans gravité, donc non traité comme il le faut, par un antibiotique adapté à ce germe.

Cette infection pourrait alors, comme la scarlatine, entraîner à distance plus ou moins lointaine, de sérieuses complications (voir page 112).

*

Une douleur vive, aiguë, siégeant dans une zone très localisée le long de la colonne vertébrale, *en même temps qu'une fièvre élevée apparaît,* doit être considérée en urgence comme un problème infectieux grave. La présence de cette fièvre élimine des douleurs vertébrales plus fréquentes, telles celles dues à une hernie discale.

Henri, cinquante-cinq ans, ressent brutalement une fièvre élevée, des frissons et un malaise général. Un vilain furoncle du haut de la fesse s'était déclaré quelques jours auparavant, qu'il avait manipulé croyant, en « expulsant » son centre blanchâtre, l'éliminer ou le rendre moins douloureux.

La fièvre persistant, il est hospitalisé et une septicémie à staphylocoques est mise en évidence, le germe étant présent dans le sang. Au troisième jour du traitement antibiotique, il ressent une vive douleur dans le dos sur le trajet de la colonne vertébrale, un peu au-dessus du furoncle en voie d'extinction.

La position couchée me donne mal aux reins, pensa-t-il oubliant que les reins sont placés bien plus haut et ne font jamais mal par eux-mêmes, si l'on met à part la douleur migrante des coliques néphrétiques. J'ai peut-être une hernie discale ?, se dit-il.

La douleur étant très localisée, lancinante, un peu comme celle du gros furoncle du début, il demanda des médicaments pour être soulagé mais ils ne furent guère efficaces.

Au petit matin, vers cinq heures, il ressentit le besoin d'uriner et ne put rien émettre dans l'urinal. Cette nouvelle douleur lui fit appeler l'interne de garde qui conclut sans trop tarder qu'il fallait poser une sonde vésicale, ce qui fut fait et soulagea aussitôt Henri.

L'assistant arrivé deux heures plus tard, lui demanda s'il avait déjà eu une telle rétention d'urines du fait d'un problème prostatique, par exemple. Rien de cela n'était le cas chez Henri dont un bilan récent avait montré une prostate de volume normal. Mais au cours de cet interrogatoire, Henri signala au praticien que dans la nuit, il avait ressenti des fourmillements dans les pieds et surtout que depuis une heure ou deux, il avait comme une gêne à bouger ses deux jambes. Le médecin demanda alors en urgence, son transfert en neurochirurgie pour y réaliser une imagerie de la colonne vertébrale.

La présence d'un « abcès » qui comprimait localement la moelle épinière fut ainsi confirmée et une intervention pour « décompression », exécutée dans la foulée, permit à Henri de récupérer ad integrum. Il guérit de sa septicémie après la fin du traitement antibiotique poursuivi deux semaines après la chute de la fièvre.

Il s'agit là de ce que l'on appelle une « *épidurite* », localisation particulière et complication de sa septicémie à staphylocoques.

La survenue de la rétention d'urines comme premier symptôme de la compression exercée par cet abcès sur les nerfs issus de la moelle épinière, a permis à Henri de mobiliser l'attention des médecins sur son cas et de lui faire dire très tôt ce qu'il ressentait dans les membres inférieurs, phénomènes initialement discrets qui ne l'inquiétaient pas spécialement dans ces premières heures.

De tels symptômes, indicateurs les plus précoces d'une complication infectieuse gravissime, ont heureusement permis à Henri d'être pris en charge dans les meilleures conditions pour obtenir une récupération motrice totale. Tout retard de *quelques heures* seulement, à l'intervention neurochirurgicale pouvait rendre cet acte inefficace ou laisser à Henri de lourdes séquelles secondaires à cette paralysie de ses membres inférieurs.

Un tableau comparable peut se former après une intervention chirurgicale pour hernie discale. Il s'agit alors d'une complication par surinfection locale secondaire, dite alors *nosocomiale.* Divers germes dits hospitaliers, peuvent être en cause.

Là aussi, il faudra traiter par les antibiotiques et ré-intervenir rapidement.

*

La rage reste une infection virale encore constamment mortelle. Elle provoque d'atroces douleurs physiques et morales, déclenchant d'abord une terrible angoisse.

Elle est consécutive à la morsure d'un animal enragé, infection commune et mortelle aussi chez les chiens en Inde, en Amérique du Sud – au Brésil surtout –, chez les loups et chez les chameaux (qui ont été eux-mêmes mordus) en Iran et Afghanistan, pour ne citer que ces principaux pays d'endémie.

La plaie due à la morsure doit être lavée aussitôt au savon antiseptique et le praticien, vite consulté, ne la suture pas. Une plaie profonde requiert des antibiotiques.

Plus insidieuse, la morsure d'une chauve-souris est en mesure, dans beaucoup de pays pas encore tous bien répertoriés, de transmettre ce virus dont elle est un *réservoir naturel*. Ainsi, toute chauve-souris qui se laisse approcher doit être tenue comme porteuse de ce virus et ne jamais être touchée ou ramassée sans précautions. On peut craindre aussi les renards sauvages : ceux qui se rapprochaient des humains, étaient hautement suspects de rage avant que, en France, cette infection vulpine ait disparu grâce à la vaccination généralisée de ces animaux.

Le Centre de vaccination antirabique le plus proche doit être consulté rapidement pour y recevoir vaccin et sérum spécifiques si le « mordu » n'était pas vacciné (correctement, c'est-à-dire avec les rappels).

Cela permet d'insister encore : avant un voyage dans un pays présentant ce risque, surtout si le programme comporte des randonnées dans les campagnes, notamment en moto, il est indispensable d'être vacciné car les chiens happent volontiers les mollets des motards.

La France n'a pas eu de cas autochtones depuis 1924 mais sept cas ont eu lieu entre 1991 et 1997 au cours de tels voyages exotiques ou, chez nous, par l'attaque d'un animal porteur de la rage, frauduleusement importé. Traité aussitôt, même tardivement vu la longue incubation, par le sérum et la vaccination post-morsure (dite alors curative), l'évolution du blessé peut être favorable. Mais il y a une vingtaine d'années, un décès est survenu dans notre pays. Ce n'est donc pas une fiction, même si ce cas avait été contracté et traité initialement dans un pays lointain.

Si le nécessaire n'a pas été correctement fait sur place, la rage peut se déclarer trois semaines à trois mois après la morsure d'un animal enragé, voire plus tard encore.

Des modifications de la plaie qui devient très douloureuse avec des fourmillements, une fièvre rapidement très élevée, des troubles du comportement dont l'angoisse et la peur de boire (hydrophobie), sont les principaux et premiers symptômes de la rage qui débute. La mort est encore inéluctable, en quelques jours.

Chaque année, trente à cinquante mille décès lui sont dus dans le monde.

On ne devrait plus la voir nulle part puisque sa vaccination est efficace et aujourd'hui bien supportée. Ce sont les difficultés voire l'impossibilité totale de pouvoir vacciner tous ces animaux sauvages qui font que nombre de pays immenses et dénués de moyens suffisants, sont encore porteurs de la rage animale, un risque mortel pour la bête comme pour ceux qu'elle va mordre.

Il se trouve que nous avons eu l'opportunité d'avoir à surveiller et à traiter de tels malades, dans un pays où la rage est fréquente, l'Iran.

Dans ces régions, le loup est le vecteur habituel de ce virus et les caravaniers – quelques dizaines en général – sont mordus dans le désert avant de réussir à abattre la bête enragée ayant déboulé dans le village de toile et d'emmener sa tête. Ils remontent tous le plus vite possible, vers l'Institut Pasteur de Téhéran pour y recevoir la combinaison du sérum spécifique et du vaccin, traitement préconisé en 1955 par l'OMS et mis en œuvre par Marcel Baltazard à l'Institut Pasteur de Téhéran.

Selon le retard au traitement et surtout la profondeur et le siège de la morsure, les plus à risque étant celles faites à la tête, à la face surtout, et au cou, la rage s'exprimait chez quelques-uns de ces « mordus ».

Le premier symptôme de la rage déclarée est la peur de boire, geste qui déclenche dès les premières gorgées, un spasme de la glotte très douloureux, menaçant le malade d'asphyxie. Par ailleurs, celui-ci devient agité, agressif, laissant s'écouler par la bouche et par le nez une abondante production de salive.

On l'isolait alors dans une pièce où il ne pouvait se blesser ni agresser d'autres personnes, les infirmiers et les médecins notamment. Seule la morphine injectée dans ces conditions pouvait le calmer, la mort survenant dans les cinq jours. Dans d'autres cas, le sujet devenait spontanément inerte, comateux, avant de décéder.

Même traités en France après une évacuation sanitaire et des conditions modernes de réanimation, nous avons pu constater la même issue mortelle simplement retardée d'une dizaine de jours. L'encéphalite rabique détruit le cerveau en l'absence d'un médicament antiviral efficace qu'on ne possède toujours pas. C'est redire l'importance de la vaccination préventive.

*

Pour rester dans l'esprit de l'écriture de ce livre et de son objectif, je peux revenir sur les difficultés pouvant concerner le premier symptôme du début d'une rage : *la peur de l'eau et même d'un simple courant d'air.* Car cette crainte peut n'être qu'une anxiété, une vraie phobie proche de l'hystérie chez quelques-uns.

Ainsi, la mise à l'écart de l'un des sujets du groupe – ce qui prouvait aux autres que l'examen de la tête du loup avait montré qu'il était bien enragé – provoquait des crises de panique chez certains, obligeant les médecins à se demander à chaque fois s'il s'agissait du début d'une rage authentique ou d'une « ragophobie ».

La réponse venait assez facilement : ou bien ce symptôme restait isolé, sans salivation exagérée dans les deux jours qui suivaient, ou le tableau décrit plus haut se complétait vite.

Mais ces heures étaient dures à passer pour le malade ainsi que pour ses compagnons et le personnel soignant.

Y a-t-il des précautions à prendre sur-le-champ ?

Il est très important de donner à son médecin toutes informations particulières.

L'urgence peut en effet, consister aussi – quelle que soit l'importance d'une fièvre d'allure isolée mais plus vite si elle est élevée et surtout sans raison évidente –, *à informer rapidement de soi-même, son médecin de certaines circonstances particulières vous concernant.*

Elles vont lui faire évoquer quelques infections parfois graves qui doivent donc être traitées rapidement. Il ne peut, en général, les deviner avant que n'apparaissent – mais le retard est alors là – des symptômes caractéristiques nécessitant un traitement spécifique.

« J'ai voyagé en zone impaludée intertropicale » ou « J'habite près d'un aéroport international ».

Xavier, quarante ans, homme d'affaires, se déplace souvent en Afrique équatoriale pour de courts séjours. Son médecin lui a indiqué depuis plusieurs années qu'il avait été vacciné une fois pour toutes, contre la fièvre jaune mais que, pour le paludisme grave qui peut être aussi mortel – il sévit en permanence dans ces régions –, il fallait prendre une prévention médicamenteuse avant chaque départ, pendant tout le séjour puis un certain temps après le retour. Au fil des années, le médicament prescrit varie en raison de l'apparition de résistances du parasite faisant notamment que la nivaquine (chloroquine) n'a plus aucun effet – en Afrique sub-saharienne en particulier – depuis plus de deux décennies. C'est pourquoi il faut revoir avec son médecin, la nature de ce traitement avant chacun de tels voyages.

Xavier avait bien entendu tout cela mais, à plusieurs reprises, il avait omis cette précaution élémentaire. Rien de grave ne s'était pourtant jamais produit, aucune fièvre notamment. C'est parce que, pensait-il, il reste pendant ces quelques jours dans son hôtel de luxe sans sortir le soir – car il sait que ces moustiques, les anophèles femelles qui transmettent cette parasitose, ne sont actifs qu'en soirée et pendant la nuit. De plus, chambres climatisées à l'excès figeant sur place ces insectes et démoustication efficace dans cet établissement, rendent la prévention proposée par les médecins sans doute un peu excessive dans son cas, se disait-il à chaque fois.

Et cela d'autant plus qu'il avait mal supporté, il y a quelques années, le médicament qu'il prenait, ayant ressenti vertiges et malaises au point de n'avoir pu assumer tous ses rendez-vous.

Dix jours après l'un de ses petits séjours, Xavier ressent brutalement une fièvre élevée avec de grands frissons et des claquements de dents. On est en janvier et, à Paris, une épidémie de grippe saisonnière s'annonce. J'ai dû l'attraper dans le métro, se dit-il alors. Mais ayant particulièrement mal à la tête en particulier dans la région frontale, il croit plutôt au réveil d'une vieille sinusite qualifiée depuis des années, de chronique. « La climatisation de l'hôtel africain où j'ai séjourné, est probablement la cause de cette aggravation », dit-il à son épouse.

Pendant trois jours, il reste donc chez lui, prenant fumigations et antalgiques-antipyrétiques tout en prévoyant un rendez-vous rapide avec un ORL.

Au quatrième jour, sa femme doit appeler en urgence par le 15, le SAMU car Xavier présente brutalement une crise convulsive. Hospitalisé dans la foulée, le diagnostic de paludisme à Plasmodium falciparum – le paludisme cérébral, dit aussi pernicieux – est vite porté chez Xavier, à la lumière d'un examen de sang aussitôt fait.

Sa femme n'avait pas manqué de signaler son récent voyage sous l'Équateur et l'absence probable de toute prévention antipaludique car Xavier était coutumier de cet oubli plus ou moins volontaire.

Vite et bien traité dans le service de réanimation par la quinine administrée par voie intraveineuse, doublée d'une assistance respiratoire (car le coma persistait au décours de la crise) puis rénale (quelques séances de rein artificiel furent nécessaires), Xavier s'en tira en près de deux semaines de séjour à l'hôpital, sans séquelles.

Ainsi donc, un adulte en pleine santé et force de l'âge, débordant d'activités, a été près de mourir d'une maladie infectieuse parasitaire plus que fréquente là où il était allé. Pourtant, nous possédons des moyens très efficaces de lutte contre cette parasitose bien connue pour tuer, de sa prévention médicamenteuse à son traitement curatif (si, malgré tout, survient l'accès palustre). Seule, la démoustication reste le grand échec dans ces pays.

Ce paludisme est très redoutable chez les enfants autochtones de moins de cinq ans et chez tous ceux qui, ne vivant pas dans ces zones, n'ont pas acquis peu à peu, une immunité naturelle à son encontre. Les adultes que deviennent ces enfants, sont ainsi naturellement protégés mais ils peuvent avoir de temps à autre, un affaiblissement très temporaire de cette immunité, au pays ou plus souvent lors d'un voyage dans un climat froid. Ils peuvent alors présenter des accès palustres réagissant bien aux antipaludiques mais qui peuvent quelquefois devenir très graves.

En France, quatre à cinq mille cas de paludisme d'importation sont notifiés chaque année. Parmi eux, quelques dizaines de citoyens métropolitains font comme Xavier, une forme grave, et une dizaine en meurt malgré les meilleurs soins.

Ces quelques morts survenant chaque année, sont pourtant totalement « évitables » : pour chacun de ces malades, l'absence de toute prévention médicamenteuse ou un produit non adapté au pays visité, est relevée. Venant du patient, un retard au diagnostic donc au traitement médical, s'y ajoute bien souvent.

À notre époque qui magnifie tant le principe de précaution, il est difficile de comprendre que ces messages de prévention pourtant réitérés de toutes parts – mais sans doute encore insuffisants –, soient si mal intégrés par notre population qui n'a rien d'une laissée pour compte en termes de soins de santé.

Outre ces consignes que tout médecin donne à son patient qui va voyager dans de telles zones à risque, il ne manque pas de lui signaler l'autre précaution à prendre : ne pas se faire piquer par ces insectes qui n'agissent qu'en soirée et pendant la nuit. Se croire protéger de toute piqûre de ce moustique que ces régions immenses n'ont pu éliminer, est possible pour ceux, tel Xavier, qui passent un court séjour dans un hôtel bien sécurisé de la capitale. Dormir dans des lits munis de moustiquaires imprégnées d'insecticide et ne pas sortir en soirée dans les faubourgs, sont aussi de bonnes consignes.

Mais lors de ce dernier voyage qui faillit être fatal pour Xavier, il s'est trouvé que son avion habituel l'amenant habituellement sur place vers seize heures locales, avait pris du retard au départ pour maints contrôles inattendus de bagages sans voyageur connu. Le vol se passa bien mais l'arrivée se fit vers vingt-trois heures, soit avec sept heures de retard – fait assez rare sur cette ligne.

Finalement rien de grave ne s'était produit et il n'avait pas de rendez-vous important le soir même.

Arrivé à son hôtel après avoir attendu ses valises puis un taxi, Xavier s'endormit et oublia totalement ce détail qu'il avait été, presque deux heures durant, de nuit, dans cet aéroport en zone équatoriale.

Sa seconde erreur fut de croire d'abord que la fièvre qui s'était installée peu après son retour, était la grippe puisqu'une épidémie en commençait à Paris. Mais vite, il opta plutôt pour une rechute de sa sinusite « chronique » car il avait un mal de tête frontal (bien courant dans l'accès palustre, pour qui en a eu).

Toute fièvre brutalement élevée quelque huit à dix jours après le retour d'une telle zone impaludée (ou sur place après une bonne semaine de séjour), *sans prise d'une prophylaxie médicamenteuse appropriée*, doit *implacablement faire penser d'abord au paludisme*.

Ce diagnostic sera vite confirmé (ou infirmé) par une simple petite goutte de sang examinée en urgence par un biologiste compétent, c'est-à-dire qui transmet aussi un résultat positif en urgence même un samedi soir.

*

Il est exact que de tels accès palustres graves peuvent survenir chez des sujets n'ayant jamais quitté leur domicile en métropole (paludisme dit alors « autochtone »). Ce piège existe mais il est exceptionnel et concerne presque exclusivement des personnes travaillant dans ou habitant très près d'un aéroport international. Des anophèles transportés par avion depuis leur pays d'endémie palustre, ont voyagé et se sont envolés à l'arrivée si les consignes de désinsectisation de la cabine n'ont pas été bien respectées.

Dans un rayon de quelques kilomètres, en quelques heures de vie en période chaude de l'été, elles peuvent piquer tout un chacun pendant la nuit. La fièvre élevée qui s'installera peu après chez cette personne, sera difficile à identifier par les médecins avant l'apparition de signes de gravité, telle une crise convulsive précédée d'une fièvre élevée.

Ainsi, lorsqu'une fièvre soudaine semble très insolite dans le contexte local et personnel, il est utile de signaler – soi-même ou son entourage – au médecin consulté qu'on travaille dans ou qu'on fréquente régulièrement un aéroport international, ou même qu'on habite à proximité de l'un deux. Répétons qu'un tel paludisme mortel ne peut provenir que d'avions venant de régions *situées entre les deux tropiques*.

Ailleurs, un autre paludisme – dû *à P. vivax* – peut donner des accès palustres authentiques mais d'évolution bénigne. Ils ne mettent pas la vie en jeu et sont facilement traités à domicile. Il suffit de s'informer des quelques régions du monde où cette forme « grippale » mais souvent récidivante pendant plusieurs années – sans nouvelle réinfection –, sévit. Il faut utiliser des mesures de protection contre les moustiques et, selon les cas, des antipaludiques en prévention.

Comme on le voit, contracter le paludisme doit être compris différemment en termes de gravité selon les régions que l'on a fréquentées : même *une escale nocturne pendant laquelle on descend de son avion, en zone inter-*

tropicale, peut entraîner cette infection mortelle alors qu'on était allé séjourner beaucoup plus loin, dans un pays où ce risque n'existe pas.

*

Pour en rester aux maladies « tropicales » potentiellement mortelles et à risque d'acquisition par un voyageur métropolitain – touristes ou gens d'affaires –, outre le paludisme pernicieux ci-dessus évoqué, largement en tête, suivent les entérites fébriles (en Inde), la dengue (en expansion dans plus de cent cinquante pays), la leptospirose (un peu partout) et le typhus des broussailles (dans le Sud-est asiatique).

Entre 1996 et 2011, sur près de quatre mille voyageurs malades ayant fait l'objet d'une étude, treize décès provenant de telles origines, sont survenus.

Les recommandations aux voyageurs – les vaccinations, les mesures d'hygiène et de sécurité – sont donc indispensables à respecter. Le médecin traitant ou les praticiens des centres de vaccination sont là pour en faire l'information et l'exécution.

Depuis vingt ans, la Société de médecine des voyages joue là, en France, un très grand rôle par ses informations et mises au point d'actualité destinées à tous les médecins.

*

« J'ai fait de la pêche en rivière, du canoë-kayak ou des loisirs aquatiques ». Cela oriente immédiatement le médecin vers la possibilité d'une leptospirose. En métropole (une vingtaine de cas par an en Ardennes) ou surtout à La Réunion ou aux Antilles (cinquante pour cent des cinq cents cas annuels), cette infection bactérienne est fréquente. Elle est transmise par l'urine d'animaux domestiques, mais surtout de rats, sur laquelle on s'est assis au bord de l'eau sans s'en douter et s'étant alors égratigné la peau.

C'est une infection que l'on confond parfois, là où il y en a, avec la dengue. Elle est encore aujourd'hui *mortelle* (dans dix pour cent des cas), dans les meilleures conditions de traitement. Mais elle guérit bien en prescrivant *tôt* des antibiotiques. Le médecin bien informé, en fait ainsi vite le diagnostic. Sinon, il sera orienté après quelques jours de fièvre, par l'apparition d'une jaunisse flamboyante, de troubles hémorragiques diffus et d'une insuffisance rénale aiguë, signes certains de gravité.

La vaccination est recommandée si le risque est avéré.

*

« J'ai voyagé récemment dans tel pays exotique, tropical ou non – la Corée ou les Balkans, certaines zones des USA, par exemple ». Cette information va inciter le médecin à voir si des risques infectieux particuliers sont déclarés être en cours dans ces régions, des infections virales épidémiques par exemple – *maladies émergentes*. Parmi les plus graves, on connaît les fièvres virales hémorragiques (dont la maladie d'Ebola, très contagieuse reste confinée en Afrique centrale) et diverses autres transmises par les fécès de rongeurs, réduites en poussières dans l'air. Elles sont ou non contagieuses. Certaines entraînent une insuffisance rénale aiguë et ont une mortalité élevée.

*

« J'ai l'habitude de randonner et de camper en forêt ».

La maladie de Lyme après morsure de tique, avec son début remarqué par une éruption cutanée locale migratrice plus ou moins fébrile, justifie un diagnostic médical et une antibiothérapie précoces. Sa gravité n'est pas à exclure notamment lorsqu'elle entraîne une *myocardite* avec son risque d'arrêt cardiaque.

Dans l'Est de la France et de l'Europe, une encéphalite virale transmise aussi par la morsure d'une tique, provoque fièvre, maux de tête et troubles du comportement. Elle est aussi à rechercher à partir de tels renseignements car sa gravité est indiscutable. Un vaccin préventif est proposé à ces campeurs et randonneurs.

*

« J'habite près de, ou je passe souvent devant, une tour aéro-réfrigérante industrielle » ou « J'habite ou je travaille dans un grand bâtiment bien climatisé ». De même, « J'ai une maison de campagne dans laquelle je ne vais qu'une ou deux fois par an » ou « Je suis un habitué des spas, bains à remous ».

En cas d'infection pulmonaire fébrile accompagnée de troubles digestifs, de tels renseignements orientent le médecin. Ils lui font évoquer, surtout chez les fumeurs et bronchitiques chroniques, l'existence d'une *légionellose*, d'autant plus si d'autres cas viennent d'être déclarés dans la zone. Non contagieuse, son incubation dure de deux à dix jours. Elle requiert vite des antibiotiques bien précis. Traitée tôt, elle guérit le plus souvent. Sinon elle est potentiellement mortelle malgré les meilleurs soins (plus de mille cas par an en France dont dix pour cent sont mortels).

Pour *le premier malade qui en est mort, l'attention n'avait donc pas été attirée sur cette maladie.*

La légionelle, *Legionella pneumophila* – bacille identifié en 1976 après avoir décimé bon nombre des « Anciens de l'*American Legion* » contaminés lors d'un congrès tenu dans un hôtel de Philadelphie –, se multiplie dans des eaux stagnantes dont la température est comprise entre 25°C et 50°C.

C'est ce qui se produit dans certains systèmes de refroidissement des climatiseurs ou producteurs de réfrigération, en particulier dans leurs canalisations et embouts borgnes formant de petits clapiers microbiens. Ces installations justifient une surveillance régulière – et obligatoire dans certains établissements y compris thermaux – avec recherche de tels bacilles présents en grande quantité dans ces circuits.

Ces germes sont contenus dans les microgouttelettes d'eau. Cette infection se contracte donc *par voie respiratoire*, par brumisation dans les airs d'une eau contaminée. Chez soi, il faut faire couler l'eau une fois par semaine dans les points d'eau peu utilisés et désinfecter régulièrement pommeaux de douche et brise-jets. Dans les maisons peu fréquentées (maison de campagne dont la douche de la salle de bains n'a pas servi depuis longtemps) ou certains vieux hôtels, cette installation est un réceptacle idéal pour la multiplication de ces bacilles et la première douche que l'on va prendre en arrivant, pourra provoquer une telle contamination.

Dans ces lieux, il faut donc toujours faire couler l'eau pendant plusieurs minutes avant de s'en servir. Une augmentation conséquente de la température de l'eau, entre 55°C et 60°C, est une façon de faire disparaître les légionelles mais un tel degré est difficile à obtenir d'un bout à l'autre des circuits, notamment dans les robinets d'arrivée.

Toutes ces informations sont à donner d'emblée à son médecin lorsque le diagnostic de pneumonie aiguë est porté, sans cause évidente.

*

Hector présente une fièvre élevée durant quelques jours. Un état de coma puis des paralysies, « une méningo-encéphalite », font porter en service de réanimation, le diagnostic de listériose neuro-méningée, infection due à une bactérie, Listeria. Hector mangeait beaucoup de fromages au lait cru qui furent incriminés chez lui. Les antibiotiques obtinrent finalement sa guérison, sans séquelles.

En France, cette infection provoque environ cinq cas par million d'habitants, avec une mortalité avoisinant vingt-cinq à trente pour cent. Ces malades sont presque tous immunodéprimés, porteurs d'un cancer ou âgés de plus de soixante ans. Dans un cas sur trois, des femmes enceintes sont concernées, souvent au troisième trimestre de la grossesse, entraînant avortement ou infection du nouveau-né lors de l'accouchement, provoquant chez lui vers le quinzième jour, une méningite néo-natale.

Outre les fromages crus à pâte molle plus ou moins bien pasteurisés, les pâtés en gelée, les rillettes, le poisson fumé, les crèmes glacées, les légumes consommés crus, peuvent aussi contenir cette bactérie issue très souvent d'une nourriture contaminée, même conservée à basse température.

Des précautions alimentaires (lavage, cuisson, abstention d'en consommer certains) doivent donc être recommandées chez toutes les personnes à risque.

*

Nous arrêterons là des conseils qui visent la prévention et la détection rapide des maladies infectieuses aiguës à risque mortel chez nos concitoyens. Néanmoins, profitons-en pour rappeler que, lorsqu'une otite chronique qui a l'habitude de « couler », s'arrête vraiment de le faire, au lieu de se réjouir en pensant *qu'enfin, ça s'arrête*, il faut prévenir son spécialiste de ce fait car la rétention des sérosités ou du pus peut être à l'origine d'une infection se localisant alors dans le cerveau avec formation d'un abcès intracérébral rapidement responsable de fièvre, de maux de tête et de troubles de la conscience.

Après un traumatisme crânien portant sur la face, il est prudent, même longtemps après, d'éviter de plonger tête la première dans une piscine ou dans la mer et de se méfier d'autres modifications brutales de la pression atmosphérique (ce qui peut se produire, par exemple, dans un avion). Une brèche éventuelle concernant un sinus de la face, constituée lors de l'accident et pas forcément bien identifiée alors par le scanner, colmatée depuis, peut se ré-ouvrir dans ces conditions ou devenir plus perméable, et être à l'origine d'une méningite aiguë bactérienne.

Une morsure de chat qui *a priori,* n'inquiéterait pas, contrairement à celle d'un chien, doit aussi, *dans les heures qui suivent*, faire consulter un médecin et prescrire un antibiotique car les dents acérées introduisent profondément, ne laissant que de petites perforations sur la peau, des germes contenus dans la cavité buccale pouvant provoquer fièvre, septicémie voire un état de choc.

*

Notre objectif principal est donc de faire connaître à chacun, *certains symptômes de gravité que l'on peut observer sur soi-même et des informations qu'il faut donner à son médecin* pour que, lors du début d'une fièvre élevée, il recherche les signes permettant d'identifier certaines maladies redoutables à court terme.

Se mettre le plus vite et le plus pertinemment possible, dans les mains de médecins auxquels on montrera et dira tout cela, permet qu'ils soient en mesure d'assurer aussitôt, les gestes appropriés.

Les deux cas de *purpura fulminans* et de paludisme pernicieux que nous avons longuement développés, soulignent l'importance de reconnaître certains symptômes de gravité et celle d'informer vite son médecin. Cela peut, le cas échéant, sauver la vie de l'intéressé ou d'un de ses proches, vies encore menacées en dépit des progrès médicaux que l'on connaît.

On ne peut que s'étonner que, pour au moins ces deux-là et malgré leur rareté, ces informations ne soient pas intégrées dans l'éducation de base de notre jeunesse. Elles ne supposent en effet, aucune connaissance médicale et sont dans l'esprit de celles que l'on a déjà officiellement programmées, par exemple, dans les collèges et les lycées pour bien se protéger contre l'infection par le *VIH*.

Tous ceux qui en ont pris connaissance, se souviendront pendant toute leur vie, de tels exemples.

Des maladies infectieuses peuvent-elles tuer sans donner de fièvre ?

Quelques maladies infectieuses aiguës pouvant être rapidement mortelles, ne s'accompagnent d'aucune élévation thermique.

D'autres symptômes en sont les avertisseurs précoces.

Le tétanos ne survient que chez les sujets non ou mal vaccinés, le plus souvent très âgés – ayant échappé aux vaccinations obligatoires chez nous –, ou des immigrés quelque soit leur âge, ayant vécu dans des pays sans obligation vaccinale.

La spore du bacille responsable gîte dans la terre et vient souiller une lésion cutanée. La blessure est souvent minime, passée inaperçue sinon elle aurait justifié une consultation médico-chirurgicale avec injection de sérum et de vaccin antitétaniques. C'est la classique piqûre de rosier du retraité qui se met à jardiner et a omis de faire le rappel de cette vaccination nécessaire justement à soixante-cinq ans ou à sa retraite, une occasion à rappeler à tous.

Une plaie chronique, notamment un ulcère variqueux de jambe est tout autant, une porte d'entrée bien classique et justifie le même rappel.

Cette infection (qui n'a rien à voir avec la tétanie, « spasmophilie », contractures temporaires des mains et des doigts, chez certaines personnes) est gravissime.

Le bacille aussitôt issu de sa spore secrète une toxine qui se fixe sur le système neuromusculaire et provoque des contractures de la mâchoire puis des muscles respiratoires. Jadis fatale dans plus de soixante-dix pour cent des cas, ce nombre s'est réduit peu à peu depuis 1954, grâce aux techniques de réanimation médicale. Il reste malgré tout, de nos jours, aux alentours de dix à quinze pour cent.

Le père Eugène, curé d'une petite paroisse de l'Est de la France, non vacciné contre le tétanos (il avait été exempté du service militaire pour une tuberculose pulmonaire), avait l'habitude depuis plus de vingt ans, de préparer son sermon dominical dans son jardin lorsque le beau temps était là. Il le rédigeait sur son cahier réservé à ces exercices, avec un crayon – ce qui lui permettait d'effacer si besoin, ce qui ne lui convenait pas – qu'il taillait toujours bien en pointe.

Un samedi, tout en faisant ce travail et côtoyant un parterre de fleurs fraîchement plantées, il laissa tomber cet objet à terre. Il le ramassa de sa main droite, sans même se lever de son fauteuil et poursuivit sa tâche.

Tout en réfléchissant à ce qu'il allait exposer à ses fidèles le lendemain, le père Eugène avait la manie de se gratter le creux de l'oreille droite avec son crayon. C'est ce qu'il fit une fois de plus, peu après.

Dans la semaine qui suivit, il ressentit une gêne à l'ouverture de la mâchoire (appelée le trismus), s'accentuant jour après jour, douloureuse, permanente, invincible jusqu'à empêcher l'alimentation normale, aggravée au début par une gêne à avaler ce qu'il arrivait à introduire dans sa bouche. Une consultation médicale s'imposa d'autant plus vite qu'il sentait sa gorge se resserrer par instants. Le médecin du village élimina vite un problème dentaire et fit confirmer par l'abbé qu'il ne prenait aucun médicament ayant un tel effet secondaire, notamment des neuroleptiques. Il vérifia l'absence de toute fièvre, le bon état de conscience de son patient et l'absence d'autres contractures musculaires : rigidité de la nuque, du dos et du thorax, car il avait tout de suite pensé au tétanos dont la gravité commence par ces difficultés à ouvrir la bouche.

Le premier et principal danger en est un spasme laryngé. Imprévisible, provoqué par la plus petite incitation sonore, visuelle ou tactile, il entraîne presqu'à coup sûr, une asphyxie mortelle en l'absence de gestes techniques immédiats de réanimation respiratoire.

Hospitalisé d'urgence via le SAMU, cet ecclésiastique finit par récupérer après quatre semaines de soins intensifs, ayant reçu des relaxants musculaires à très hautes doses (imposant la mise sous respiration artificielle), accompagnées de sédatifs lui évitant toute l'angoisse que cette affection provoque dès son début. Quelques séquelles articulaires lui valurent une rééducation pendant plusieurs semaines.

Le père Eugène put finalement reprendre son sacerdoce avec une activité certes plus réduite, au sein de ses paroissiens qui louèrent tant le Ciel que la médecine, oubliant tous que la vaccination lui aurait évité tout cela.

*

Le botulisme (du latin : *botuli*, saucisses, boudin) est une toxi-infection alimentaire également non fébrile, transmise par des charcuteries souvent artisanales : jambon préparé sans avoir éliminé par un fumage et un salage corrects, la spore et le bacille contenus dans la chair du porc surtout s'il a été abattu en période de digestion.

C'est la toxine de ce bacille qui provoque entre autres, des troubles importants. Elle est détruite par la chaleur à 80°C. Ainsi cuit, tout aliment suspect devient inoffensif.

Les premiers symptômes surviennent cinq heures à cinq jours (deux jours en moyenne) après le repas en question, en l'absence de toute fièvre.

Ils peuvent se traduire d'emblée, par une mort subite – un arrêt cardiaque. Certains s'en servirent jadis, comme un poison à retardement, les Borgia par exemple. À dose moindre et donc le plus souvent, les symptômes sont moins violents.

Pour faire le diagnostic, il faut que le médecin demande la recherche de la toxine dans les aliments suspects. Il ne faut donc pas jeter les restes avant son arrivée.

Certaines conserves industrielles peuvent être aussi mises en cause, en particulier de légumes et de poissons.

Marguerite, célibataire vivant seule, sortant de son travail, va acheter son repas du soir. Elle opte ce jour-là, pour une cuisine rapidement faite car la journée avait été pénible et elle choisit une soupe de poisson industrielle en bouteille. Elle ne s'inquiète pas du petit sifflement qui s'échappe du flacon lorsqu'elle l'ouvre. Pressée d'aller se coucher, elle fait chauffer rapidement le contenu dans sa casserole, une cuisson à l'évidence peu intense, loin d'atteindre 80°C. Cela ne l'empêche pas d'avaler ce plat pour aller vite au lit. Les jours suivants, elle ressent des douleurs abdominales, une constipation et une sécheresse de la bouche rendant difficile la déglutition. Peu à peu, des troubles de la vue caractérisés par des difficultés inhabituelles à lire son journal, se manifestent. Le médecin appelé du fait de ces symptômes anormaux et inquiétants, l'hospitalise d'urgence. L'évolution fut suivie de paralysies des membres inférieurs ne s'étendant cependant pas jusqu'à compromettre la respiration. Elles furent lentement et totalement régressives.

La malade guérit donc sans séquelles. La toxine botulique fut identifiée dans la bouteille suspecte.

Entre 2003 et 2006, par exemple, neuf cas sur quatre-vingt-seize malades hospitalisés en France pour cette toxi-infection, ont dû être admis en réanimation pour ventilation artificielle du fait de paralysies étendues aux muscles respiratoires, sans aucun décès cependant.

On pourrait en rapprocher les paralysies *précédées de sensations de fourmillements des extrémités, parfois étendues aux quatre membres* (compromettant alors la respiration) et *aux nerfs crâniens* (ce qui provoque en particulier des troubles de la déglutition), du syndrome de Guillain-Barré, dont la régression spontanée en quelque dix à vingt jours, est la règle. Aucune fièvre n'est alors présente mais deux semaines avant, le malade avait souvent présenté un épisode fébrile plus ou moins facile à étiqueter : infection intestinale, varicelle, grippe ou restant anonyme.

Les gastro-entérites virales, le plus souvent épidémiques ne sont gravissimes que chez les tout-petits : c'est la « toxicose du nourrisson ». Mais les vieillards présentent volontiers la même gravité dominée par une déshydratation très rapide, car ils oublient ou sont incapables de boire suffisamment.

Le virus se transmet par voie orale, c'est-à-dire à partir d'eau et d'aliments non cuits contaminés par des selles infectées sans lavage des mains au sortir des WC. La prévention doit donc s'attacher à une hygiène systématique avant les repas au sortir des toilettes et au port de gants à l'extérieur, si besoin.

Le choléra est en fait la principale infection digestive non fébrile potentiellement mortelle. Le bacille responsable est véhiculé dans les eaux des rivières et des Grands Lacs notamment, ce qui est loin d'être toujours signalé par les agences de tourisme.

Après une longue épidémie – aux Caraïbes récemment (Cuba, Haïti, République dominicaine) –, l'infection perdure. Dans ces pays surtout tropicaux, les mesures d'hygiène sont insuffisantes et ne peuvent éradiquer l'implantation du vibrion cholérique apporté là par des sujets « porteurs sains » provenant de zones infectées.

Les mesures de précaution classiques, dont un large usage du savon de Marseille, contre le risque de transmission de ce bacille, sont nécessaires. Une vaccination existe sans toujours protéger l'individu mais elle peut plus volontiers, limiter l'extension de l'épidémie. L'antibiothérapie n'est pas le traitement individuel le plus important. Celui-ci repose avant tout sur une réhydratation aussi massive et rapide que le sont les pertes d'eau intestinales et gastriques.

Un cholérique traité dans de bonnes conditions, bien réhydraté, guérit habituellement. C'est le très grand nombre des sujets atteints, grandissant chaque jour, qui fait toute la gravité d'une épidémie de choléra débordant vite les moyens locaux de réhydratation, orale – faire boire est la méthode la plus simple si elle est possible malgré les vomissements –, ou par voie veineuse si l'on veut être vite efficace et si l'on dispose d'assez de petit matériel de perfusion. Sans apports suffisants d'eau équilibrée en sels minéraux, les décès surviennent en grand nombre.

Une autre toxi-infection alimentaire dénuée de fièvre, est due à certains staphylocoques issus des mains du cuisinier, du pâtissier notamment. Il avait une lésion d'un doigt ou un furoncle de la joue qu'il s'était gratté de temps à autre. Certains convives ressentent, moins de douze heures après le repas, un malaise général et une diarrhée abondante (dus à la toxine de ce staphylocoque) de courte durée, qui justifient une hospitalisation notamment en cas d'état de choc.

*

D'autres toxi-infections alimentaires *mais alors fébriles*, peuvent aussi tuer. L'exemple en était la fièvre typhoïde. Mais chez nous, d'autres salmonelles et certains colibacilles – tel *E.coli* dit « toxigène » par exemple, issu de steaks hachés congelés voire de graines germées, sont devenus de plus dangereux ennemis.

Ces dernières infections sont souvent extrêmement graves. Elles sont dominées outre par des douleurs digestives, par une diarrhée sanglante et de nombreuses complications de tous ordres, notamment rénales qui peuvent menacer la vie et faire recourir au rein artificiel.

DEUXIÈME PARTIE

DOULEURS ET MALAISES, QUAND DEVIENNENT-ILS DES SYMPTÔMES D'EXTRÊME GRAVITÉ ?

J'ai mal à la tête

Cela se dit aussi : « Avoir des céphalées ». Ressentis de manière inhabituelle, les maux de tête prennent une importance particulière dans deux conditions : avec ou sans fièvre élevée d'une part et accompagnés ou non de signes neurologiques, d'autre part.

Sort de notre propos, le mal de tête si fréquent au cours des états fébriles d'allure grippale ou satellite des situations de « stress », de tension nerveuse. Les migraines sont aussi exclues ici mais la première crise peut être très inquiétante, brutale, violente, accompagnée de troubles visuels entre autres.

Fièvre élevée et mal de tête récent et durable font aussitôt penser à une méningite, la plus redoutée de telles infections aiguës.

Odile, vingt-cinq ans, voit apparaître une fièvre à 40°C accompagnée de céphalées intenses, durables, ne cédant pas aux antalgiques, d'une gêne provoquée par la lumière – « photophobie » – et de vomissements. Sa nuque est douloureuse. Elle appelle son médecin d'urgence qui confirme la raideur du cou et le diagnostic de méningite aiguë avec nécessité d'une hospitalisation immédiate pour pratiquer une ponction lombaire et établir le traitement anti-infectieux selon le germe ainsi identifié.

En l'absence de toute fièvre, le même tableau caractérisé de plus par la *brutalité très soudaine* de l'apparition d'une céphalée violente avec présence de troubles visuels ou auditifs (bourdonnements d'oreille) correspond à la survenue d'une hémorragie méningée.

Vite mortelle si elle est cataclysmique ou moins grave, associée ou non à des paralysies, la source en est la rupture d'un anévrisme artériel cérébral connu ou non, ou d'un vaisseau altéré par l'athérome. Une poussée d'hypertension artérielle peut provoquer une telle complication. C'est toujours une urgence neurologique médico-chirurgicale.

*

Plusieurs heures après une chute dans son escalier au cours de laquelle sa tête cogna une des marches, Adrienne ressent une céphalée rapidement aggravée par la survenue de troubles du comportement et d'une incapacité à mouvoir un côté de son corps. C'est une urgence à l'hospitalisation car est à craindre alors, dans les heures ou jours qui suivent tout traumatisme touchant la tête, la survenue d'un hématome intracrânien dont certains doivent être opérés le plus vite possible.

Chez un sujet âgé en particulier, toute chute si modeste soit-elle, ayant touché la tête même sans lésion visible ni troubles apparents, impose qu'il soit mis en observation.

*

Jeanne, septuagénaire traitée pour une hypertension artérielle et une hypercholestérolémie, ressent depuis quelques jours un mal de tête inconstant. S'y ajoutent alors des fourmillements de sa jambe droite, non douloureux mais accompagnés d'une fatigabilité de ce membre puis de sa main droite. Cette moitié de son corps ne répond plus comme avant. Le moindre geste comme prendre sa fourchette pendant le repas, devient difficile voire impossible. Son époux remarque aussi des difficultés d'élocution et lui fait remarquer que les traits de son visage ont changé avec une déviation de sa bouche.

De tels symptômes témoignent de la survenue d'un accident vasculaire cérébral (AVC), ce qui sera précisé par des imageries complémentaires effectuées en urgence en unité spécialisée. Un traitement médical ou chirurgical bien codifié visera à éviter l'aggravation – apparition de troubles de la conscience précédant une issue fatale – ou la survenue de séquelles psychomotrices importantes.

Un tel accident vasculaire est, sur un terrain d'athérome diffus, lié à des lésions de certaines artères cérébrales ou à l'obstruction d'une artère carotide. Au minimum, il s'agit d'un accident ischémique transitoire (AIT) fait de troubles passagers de la mémoire, vite régressifs dus parfois à un spasme artériel.

Mais des troubles du rythme cardiaque doivent être recherchés (*fibrillation auriculaire*), de même qu'une poussée d'une hypertension artérielle mal contrôlée avec apparition de chiffres très élevés supérieurs à vingt cm de Hg de maxima.

Souvent progressifs, les symptômes tels que ceux ressentis par Jeanne, peuvent être l'indice d'une tumeur cérébrale primitive ou plus souvent, d'une métastase – d'un cancer du poumon, du sein ou d'autres origines –, ce qui sera établi par un scanner cérébral. Une telle localisation du cancer viscéral initial qui sera ou non identifié, est volontiers le terme fatal de la maladie en provoquant le coma terminal.

*

Cette jeune femme utilisant depuis quelques mois une pilule anticonceptionnelle, ressent presque chaque jour des céphalées jusque-là inhabituelles.

Brutalement, l'apparition de troubles sensitifs d'un pied, accompagnés d'une gêne à mobiliser la jambe puis peu à peu le bras correspondant, lui fait appeler un médecin et être aussitôt hospitalisée.

Cet accident cérébral qui peut être encore plus grave, est dû à un caillot, une *thrombose* veineuse, en l'occurrence localisée dans le cerveau.

C'est un risque connu de tels médicaments mais sa fréquence varie selon les dosages et les composants.

Si le contrôle du taux de cholestérol reste de mise chez l'intéressée avant toute prescription, c'est surtout le dépistage d'un terrain favorable à une hypercoagulabilité du sang – qui peut être familial et d'ordre génétique –, qui doit être effectué au préalable à l'aide de certains tests biologiques plus complexes.

Toute prescription de ces pilules nécessite donc au départ, une enquête individuelle et familiale soigneuse surtout s'il est question des produits les plus récents.

J'ai mal au ventre

Rien n'est plus difficile à évaluer que la gravité éventuelle d'une douleur abdominale aiguë. Notre ventre contient tant de viscères importants : l'estomac, le foie, la vésicule et les voies biliaires, les intestins – le grêle, le gros colon et le rectum –, la rate, les reins, les glandes surrénales, la vessie, la prostate, les organes génitaux féminins – ovaires, trompes et utérus –, sans compter, en arrière, le pancréas et les gros vaisseaux artériels (l'aorte abdominale et ses branches), et veineux (la veine cave). Et la colonne vertébrale dorso-lombo-sacrée n'est pas loin.

Bien que n'ayant pas l'aspect d'un organe, le réseau nerveux neuro-végétatif – sympathique et parasympathique, « le plexus cœliaque » – est comme la « centrale » de ces filets nerveux qui régissent nos actions et réactions viscérales permanentes naturelles et anormales. On a pu dire que dans le ventre, se situait notre seconde âme car s'y expriment bien de nos « états d'âme » traduits là, de bonne ou mauvaise manière, en troubles divers dont les douleurs abdominales font partie intégrante.

Quoi qu'il en soit, notre propos ne concerne que les seules douleurs aiguës traduisant un risque vital à brève échéance. Mais ces considérations veulent indiquer que des difficultés d'interprétation seront là, parfois grandes tant par soi-même que pour le médecin qui sera appelé.

L'épicentre de toutes ces douleurs se situe soit au creux épigastrique (creux de l'estomac), soit dans le bas-ventre. La réaction de la paroi abdominale est très importante. Elle peut être souple, à peine sensible – donc normale –, ou distendue avec un ventre gonflé (toujours par de l'air dans le colon ou l'estomac, si l'on exclut le cas de l'*ascite*, propre à certaines maladies chroniques).

Elle peut être aussi rigide, tendue, dure, réagissant sous les doigts qui la palpent. Le médecin, ou plutôt le chirurgien, sera appelé dans ces deux situations anormales qui s'accompagnent au minimum d'un malaise général et d'un pouls très rapide.

La première évoque une occlusion intestinale. *Alain signale qu'il est constipé, que selles et gaz intestinaux ont disparu et Germaine rappelle qu'elle a déjà subi une intervention sur l'abdomen, ce qui peut mener à une « occlusion sur bride » ; Gaston a une hernie inguinale dont il sait qu'elle peut « s'étrangler ».*

La seconde correspond à une péritonite par perforation d'un des viscères abdominaux : appendice ou diverticule colique infecté, provoquant alors une fièvre plus ou moins élevée. L'estomac peut être porteur d'un ulcère alors perforé, accompagné souvent alors d'une hémorragie gastro-intestinale. Si l'on prend certains médicaments (aspirine ou autres anti-inflammatoires), il faut le signaler aussitôt.

*

Odile est une femme jeune. Les maux du bas ventre à l'approche des règles lui sont habituels. Mais cette fois, il s'agit d'une douleur extrêmement vive et elle devient vite très pâle, en état de choc. Une grossesse extra-utérine brutalement compliquée, est manifeste.

C'est une urgence chirurgicale.

*

Pascal fait une chute avec un traumatisme thoraco-abdominal dit minime. Mais son flanc gauche devient rapidement douloureux. Une rupture de rate est suspectée car une grande pâleur témoigne d'une hémorragie interne. Il sera opéré dans les plus brefs délais.

Cette complication peut survenir un peu plus tard, justifiant une mise en observation systématique pendant quelques jours après un tel traumatisme.

*

Des douleurs abdominales tenaces, vives et inquiétantes, à irradiation postérieure, évoquent une pancréatite aiguë parfois rapidement gravissime ou démasquent l'évolution plus progressive d'un cancer du pancréas.

Les autres douleurs abdominales sont parfois difficiles à qualifier. Une colique néphrétique, des rétentions gazeuses – aérocolie, aérogastrie –, colites et gastrites avec ou sans hernie hiatale et reflux acide gastro-oesophagien (RGO), peuvent être très douloureuses. Mais elles ne correspondent pas à un risque vital immédiat et ne justifient que des traitements médicaux classiques.

*

L'apparition de sang *en quantité abondante* lors de vomissements ou dans ses selles, de couleur rouge ou noire, ne peut qu'inquiéter sur-le-champ. Comme en cas d'hémorragie interne, cela s'accompagne alors d'un grand malaise avec pâleur des conjonctives, pouls très accéléré et chute de la tension artérielle. L'urgence médico-chirurgicale est absolue.

Un saignement plus modeste reste cependant un signal fort invitant à en dépister l'origine, si l'on met à part celui que provoquent des hémorroïdes signalées par son médecin comme en étant la cause.

La rupture de la paroi de l'aorte abdominale avec ou sans anévrisme connu, tue vite sauf si l'on est rapidement mis en milieu chirurgical spécialisé. Une douleur abdominale profonde, très brutale, la caractérise.

Plus sourde, insolite, jamais ressentie jusque-là en particulier dans le creux épigastrique, diffusant de part et d'autre, la douleur abdominale peut être due à une *infiltration de sang dans la paroi de l'artère, sans la rompre dans l'immédiat,* une « dissection » de cette paroi. Un angioscanner confirmera ce diagnostic qui nécessitera une intervention spécialisée.

*

Il faut savoir aussi qu'il y a des douleurs abdominales projetées, c'est-à-dire venant d'un organe extra-abdominal. Une urgence peut se cacher derrière cette douleur souvent alors située dans l'étage supérieur du ventre. La projection d'une douleur cardiaque (angine de poitrine) avec menace d'infarctus du myocarde, survient à l'effort, dure jusqu'à vingt minutes, cesse ou non, s'accompagne de vomissements qui peuvent faire évoquer d'abord, une « crise de foie ».

Venant également du thorax, une douleur brutale modifiée par la respiration, peut correspondre à un pneumothorax spontané, à une péricardite aiguë ou, moins souvent, à une pleurésie. Certes, il s'agit là d'urgences médicales mais le pronostic vital est rarement menaçant. De même, un zona abdominal qui provoque d'intenses douleurs, est facilement évoqué dès l'apparition de l'éruption en hémi-ceinture, de plaques roses alignées le long d'un trajet costal. Il n'est craint que par les douleurs de longue durée qu'il entraîne.

J'ai mal dans la poitrine

Une obsession chez tout homme de plus de trente ans, est qu'une douleur brutale dans la poitrine, surtout si elle siège à gauche et intéresse le bras de ce côté ou la mâchoire, traduise une crise d'angine de poitrine, un « angor », une insuffisance coronaire aiguë.

L'infarctus du myocarde serait alors imminent avec refroidissement des extrémités, pâleur, palpitations ou pouls accéléré, voire irrégulier, respiration rapide, grand malaise et troubles de la vigilance. Cette douleur dure au moins vingt minutes, est survenue même en dehors d'un effort. Ces symptômes prennent encore plus facilement cette signification si l'on est fumeur de longue date, hypertendu (sa tension prise alors, peut être excessive ou non), en période de « stress », porteur d'un taux de cholestérol élevé, avec ou sans antécédents familiaux de cet ordre.

L'appel d'urgence au SAMU s'impose dans tous ces cas, *a fortiori* si de la mousse vient abondamment aux lèvres témoignant d'un « œdème aigu pulmonaire ». Cela peut alors aller jusqu'à une détresse respiratoire traduisant une défaillance cardiaque aiguë.

Pour autant, une telle insuffisance d'une artère coronaire – qui compromet l'irrigation du cœur –, peut se traduire par une douleur de siège abdominal.

C'est dire qu'un électrocardiogramme doit être aussitôt fait devant toute *douleur thoraco-abdominale* haute et qu'un traitement médical doit être institué d'extrême urgence, dans l'heure si ce diagnostic est confirmé.

*

Georgette, ménopausée depuis dix ans, ressent brutalement des douleurs du bras gauche et de l'épigastre qui lui évoquent d'abord des ennuis d'ordre ostéo-articulaire ou digestif car elle en a souvent depuis quelques années. Pourtant, c'est une grande fumeuse et le diagnostic sera celui d'une crise d'angine de poitrine.

Cette éventualité est de plus en plus fréquente chez les femmes et doit être bien présente à leur esprit, vu l'urgence qu'implique la survenue d'un infarctus du myocarde.

*

D'autres manifestations thoraciques douloureuses, peuvent aussi, menacer brutalement la vie. La plus soudaine est certainement l'embolie pulmonaire.

1929. Cet homme de quarante-neuf ans, très actif, revient d'une tournée en province et se sent « grippé ». Il s'alite avec une forte fièvre, des courbatures et reste ainsi pendant trois jours sans se lever. Ne ressentant aucun autre symptôme, il ne voit aucune raison d'appeler un médecin. Au quatrième jour, se sentant aller beaucoup mieux, il se lève d'un bon coup de reins et s'écroule peu après, mort sur-le-champ. Le praticien ne put que constater une grosse jambe porteuse à l'évidence d'une phlébite constituée sans douleur pendant cet alitement.

Il en allait de même alors, chez l'accouchée qui restait au lit pendant plusieurs jours.

C'est pourquoi, depuis bien longtemps dans de tels cas, on recommande de bouger le plus possible ses jambes dans le lit avec ou sans l'aide de kinésithérapeutes, à défaut de pouvoir se lever vite.

Le médecin prescrit toujours un anticoagulant pendant le temps de l'immobilisation complète, y compris d'une jambe enfermée sous un plâtre ou limitée dans ses mouvements après un traumatisme.

Une circonstance particulière est celle qui menace les voyageurs faisant de longs parcours en position assise, notamment en avion. Un malaise en salle d'arrivée, une douleur thoracique brutale témoignent d'une embolie pulmonaire et peuvent précéder de peu la mort. Hospitalisé en urgence, le malade en détresse circulatoire peut être parfois contrôlé. Entre 1990 et 1996, trente et un de tels cas ont été observés dans les deux aéroports parisiens. Se lever régulièrement, boire de l'eau souvent, porter des bas de contention, recourir en prévention, à l'héparine ou à un antiagrégant plaquettaire, sont recommandés chez les sujets prédisposés.

Quelles qu'en soient les circonstances de survenue, une phlébite se reconnaît lorsqu'un de ses mollets devient douloureux, gonflé, un peu plus gros que l'autre (cela peut se mesurer), avec des veines superficielles anormalement bien visibles.

*

Une autre cause de mort subite ou d'accident grave comportant une douleur thoracique, est « la fausse route alimentaire ». On ignore souvent qu'elle se situe parmi les causes les plus fréquentes de décès non seulement chez les petits enfants mais aussi, chez les personnes âgées. Elle est toujours redoutée chez les sujets inconscients mais nous soulignons ici sa survenue en toute conscience, au cours d'un repas le plus souvent.

L'inhalation brutale d'aliments et surtout de liquide gastrique acide, quelle qu'en soit la cause, inonde les voies respiratoires et peut provoquer un étouffement, une asphyxie avec état de choc et mort subite ou très rapide.

Anatole, âgé de soixante-dix-huit ans, a fréquemment des vomissements inattendus, des régurgitations, quelques dysfonctionnements de la déglutition – celle-ci procède d'un mécanisme complexe de réflexes visant justement à protéger nos voies aériennes. *Il se sait porteur d'une hernie hiatale* (une remontée mécanique de l'œsophage voire de l'estomac à travers le diaphragme) *qui entraîne des remontées acides dans la gorge accentuées en position allongée, la nuit notamment. S'ensuit chez lui une toux matinale presque habituelle visant à dégager ses bronches (la toux « d'estomac ») qui lui fait croire qu'il a une bronchite chronique alors que, notamment, il ne fume pas. Mais s'y associe une raucité de la voix au réveil qui traduit l'inflammation du larynx par le liquide acide.*

De tels antécédents firent qu'un soir, une inhalation alimentaire se produisit au cours du repas, entraînant son décès par asphyxie vite suivie d'un arrêt cardiaque.

Un tel contexte doit inciter, d'une manière générale, à manger calmement en prenant des précautions en avalant et à ne pas dormir en position trop allongée.

Moins grave d'emblée, la fausse route sera bien souvent suivie de graves complications infectieuses pulmonaires, une détérioration parfois fulminante survenant dans les heures suivantes, au plus tard dans les vingt-quatre heures. Une fièvre se déclenche alors, des troubles respiratoires vont croissant et une toux ramène parfois une expectoration mousseuse. C'est là une cause supplémentaire de décès liés à ces « fausses routes alimentaires » expliquant aussi la place importante qu'elles tiennent dans les statistiques de mortalité.

*

Les autres douleurs thoraciques à risque vital immédiat, sont beaucoup plus rares. Intense et migratrice, une rupture de l'aorte thoracique (comme cela se passe pour la partie abdominale de notre artère principale), survenant chez un sujet hypertendu ou porteur d'un anévrisme de la crosse de l'aorte connu ou non, est la responsable classique d'une mort rapide.

Moins brutale, une simple dissection de la paroi de cette grosse artère, peut aussi permettre, en urgence, une intervention chirurgicale délicate.

Une péricardite – un épanchement liquidien dans le petit sac qui entoure le cœur – souvent précédée d'un épisode infectieux viral, entraîne une douleur thoracique variable selon les mouvements respiratoires et la position du corps. Elle ne met en jeu la vie que si elle est abondante, provoquant la compression du coeur, la « tamponnade », imposant par ponction, son évacuation d'urgence.

*

Monique présente d'une heure à l'autre, une douleur thoracique droite vive, en coup de poignard, une fièvre très élevée et de grands frissons.

Le médecin évoque d'emblée la classique pneumonie à pneumocoques, vite confirmée par une radiographie pulmonaire montrant son image typique. Jadis mortelle dans un tiers des cas, elle guérit très bien avec des antibiotiques.

Néanmoins, chez des vieillards ou des sujets immunodéprimés, cette pneumonie est bien souvent la cause de leur décès.

J'ai un malaise

Dans l'esprit de nos propos, est exclu ici le malaise « intérieur », le « mal-être » qui relève des soucis que la vie quotidienne nous réserve de temps à autre et qui peut parfois cacher un trouble plus profond de la personnalité d'un individu. On connaît aussi, l'existence du « malaise épidémique » dont la nature psychogène est admise.

Les situations de malaise pouvant constituer une urgence vitale, sont celles qui nous préoccupent. Là encore, le terme est imprécis bien que très utilisé. Cela va de : *« J'ai des vapeurs »,* que l'on traite à l'aide d'un petit flacon d'alcool de menthe, à l'une des manifestations d'un début de grossesse, à une crise de panique, à un simple vertige, à un évanouissement passager.

Il faut, quoi qu'il en soit, juger vite du motif de ce trouble.

La mort subite n'est pas dans notre propos même si certains cas cités précédemment, l'évoquaient.

Mort subite est synonyme *d'arrêt cardiaque* y compris sans lésion du cœur, lorsqu'il survient au cours d'une détresse respiratoire, lors de la prise d'un produit toxique médicamenteux ou non (spécialement pendant une administration intraveineuse), pendant un effort intense (sportif notamment) ou lors d'une grande émotion.

L'arrêt du cœur reste la définition classique de la mort. Il signe l'arrêt de toute circulation sanguine dans le corps entier en imprimant le faciès cadavérique.

La mort cérébrale est devenue à la fin des années 60, une seconde définition légale de la mort dans le but de permettre dans les plus courts délais possibles – toutes conditions étant obtenues d'entretenir la circulation et l'oxygénation des autres viscères – certains prélèvements en vue de greffes d'organes.

Ces morts gardent très temporairement dans ces conditions d'une assistance respiratoire et circulatoire, leur visage habituel, ce qui peut créer, pour qui n'est pas prévenu, de fâcheuses impressions de maintien de la vie.

Le décès subit est naturellement précédé de quelques symptômes mais le sujet concerné n'a guère le temps de les exprimer sauf dans les cas qui débutent par une douleur très vive et un grand cri. Surviennent alors une perte brutale de la conscience, la disparition des pouls fémoraux et carotidiens (ce qui n'est pas toujours facile à affirmer) avec presque simultanément, un arrêt respiratoire : une petite glace placée devant juste la bouche, ne montre alors aucune buée, signe d'absence de toute respiration. Ces symptômes ne donnent pas, en l'occurrence, le temps d'agir si tant est que des techniques de survie aient pu être mises en œuvre dans les premières secondes et surtout s'avérer efficaces : massage cardiaque externe avec ou sans bouche-à-bouche, défibrillation par choc électrique externe – ce qui doit inciter à disposer facilement de « défibrillateurs ».

La prise de la tension artérielle n'a ici aucun intérêt. L'aspect des pupilles qui se dilatent et celui de la décoloration des téguments n'en prennent un que s'ils ne reviennent pas vite à la normale.

*

Un malaise est donc une cause très fréquente de recours aux urgences. Puisqu'il s'agit, le plus souvent, d'un épisode brutal voire survenu sur la voie publique, on comprend qu'il puisse toujours inquiéter. D'ailleurs, derrière une apparente banalité, peut se cacher une maladie grave voire rapidement mortelle. Mais le plus souvent, il s'avère bien souvent bénin.

Angèle, vingt ans, présente un malaise avec sensations vertigineuses à début brusque et un trouble passager de la conscience ou plutôt de la vigilance, rapidement et spontanément régressif (cela s'appelle une « lipothymie »). Néanmoins, elle s'était retrouvée allongée par terre.

Malgré le retour rapide à l'état normal, tout malaise doit faire l'objet d'une analyse attentive de ses conditions de survenue, de l'état antérieur du malade, de symptômes éventuels d'accompagnement et des conséquences de la chute. La mise en observation pendant vingt-quatre heures est de rigueur, le sujet repartant tout à fait rassuré.

Le « *malaise vagal* » est un évènement fréquent. Il survient après une émotion intense, une douleur aiguë, ou en atmosphère surchauffée, en station debout prolongée, en fin d'un bon repas. Il s'accompagne d'une grande pâleur, de sueurs froides, d'un ralentissement de son pouls et d'une baisse de sa tension artérielle. Le retour à la normale est très rapide, sinon qu'une certaine fatigue se fait sentir pendant quelques heures. En l'absence de maladie cardiaque ou neurologique connue ou découverte, aucune inquiétude ne persiste le plus souvent. Un vertige persistant doit cependant mener chez un ORL.

On peut en rapprocher le malaise qui survient du fait d'un col de chemise trop serré ou d'une pression nette sur une de ses carotides lors du passage du rasoir sur son cou, par exemple. C'est une réponse normale à la stimulation du « sinus carotidien », c'est-à-dire du nerf « vague » (d'où le nom du malaise), le principal filet nerveux de notre système neuro-végétatif. Au cours d'un effort pour uriner, certains sujets âgés peuvent ressentir un tel évènement.

*

Passant brutalement de la position couchée à la station debout, Edwige, une grande fille longiligne, fait souvent un malaise avec parfois une légère chute de sa pression artérielle. Pour elle, se lever lentement est une précaution nécessaire.

C'est une « hypotension orthostatique » due à une nouvelle répartition des masses sanguines qui provoque une telle stimulation dans les vaisseaux artériels.

Chez les personnes âgées vivant seules, un système d'alarme sonore leur est très utile en cas de malaise. Il est connecté à des professionnels ou même bénévolement, à des voisins volontaires.

D'autres malaises sont faciles à rapporter à leur cause, telle une hypoglycémie du jeûne ou du diabétique sous insuline. On peut en rapprocher ceux dus à une intoxication légère ou débutante par le monoxyde de carbone en début d'hiver, à des médicaments psychotropes. Néanmoins, un examen médical vérifiera toujours ce qu'il en est. Il faut aussi s'assurer qu'il ne s'était pas agi d'une crise d'épilepsie (crise comitiale) dont le début est brutal avec perte de connaissance, morsure de la langue et émission d'urines. L'amnésie qui suit est totale dans les minutes qui suivent. Seuls les témoins éventuels peuvent décrire la scène.

*

Des extrasystoles (palpitations), symptôme d'hyperexcitabilité cardiaque *très banal s'il est isolé et passager,* provoquent toujours une inquiétude. Elles sont reconnues par un pouls non régulièrement rythmé.

En pratique, les seuls malaises justifiant de vraies craintes sont les « syncopes cardiaques ». Le réflexe d'y penser est naturel chez ceux qui savent qu'ils ont une maladie du cœur acquise ou liée à une malformation congénitale non réparée chirurgicalement.

Une *accélération paroxystique* du rythme cardiaque est toujours très mal supportée et doit, si elle est durable, être analysée d'urgence en milieu médical.

Chez un sujet porteur d'une « *arythmie complète par fibrillation auriculaire* », qui ne prend pas d'anticoagulant, tout malaise, trouble de la vigilance, de la mémoire, de l'élocution, de la force d'un bras et d'une jambe, peut traduire une embolie d'un caillot de sang du cœur vers le cerveau. Mais reins, rate, artère fémorale d'un membre inférieur, peuvent être aussi concernés.

À l'inverse, un *ralentissement important* du pouls (*bradycardie*) battant à moins de 40 par minute *(bloc de la conduction entre oreillettes et ventricules)* est une urgence extrême même si une fréquence de 35 par minute peut être parfaitement tolérée chez certains. Une pâleur brutale avec sensation de gêne respiratoire et parfois une très brève perte de conscience de quelques secondes (*syncope*) voire quelques mouvements anormaux (diront alors les proches), en sont des symptômes habituels. Ils peuvent survenir spontanément ou lors d'un effort physique en cours ou peu après lui.

Seul le médecin appelé pourra faire la preuve et la distinction par un électrocardiogramme, du désordre du rythme cardiaque responsable de ces symptômes. Le spécialiste jugera de sa gravité et décidera de son traitement d'urgence (montée d'un « *stent* », défibrillation par choc électrique, pose d'une « pile »...).

Une embolie pulmonaire grave peut aussi donner de tels symptômes, comprenant alors une cyanose des lèvres qui deviennent bleutées. Le contexte permet en général d'y penser (alitement, immobilisation d'un membre inférieur, signes de phlébite d'une jambe).

*

Un grand malaise peut aussi signer la survenue d'un choc anaphylactique.

Cet accident brutal qui peut être mortel en l'absence d'un traitement immédiat que l'on doit pouvoir effectuer soi-même tant l'urgence est grande, correspond à une réaction d'hypersensibilité immédiate d'un individu à certains agents. Trois fois sur quatre, cela survient chez des sujets n'ayant présenté auparavant aucune manifestation d'allergie.

Jocelyne est brutalement victime d'un grand malaise accompagné d'intenses démangeaisons et de l'apparition d'une angoisse avec sensation de mort imminente. Une éruption à type d'urticaire géante, rouge, chaude, apparaît, bientôt suivie de nausées, de vomissements et de vertiges. Le médecin aussitôt appelé constate une chute de la pression artérielle, élément de gravité d'autant plus que s'installe chez cette jeune femme, une striction de la gorge avec suffocation, oppression thoracique et sifflements expiratoires (comme le fait une crise d'asthme sévère), suivis rapidement d'un gonflement de la face, de la langue, des lèvres et des yeux (œdème de Quincke).

Cette malade n'avait pas sur elle, de quoi s'injecter – avec une grande efficacité si le geste est immédiat – de l'adrénaline et un corticoïde (pourtant disponibles en « kit » à porter sur soi si l'on est censé être sensibilisé).

Mais l'urgentiste était arrivé suffisamment tôt pour faire ces injections et éviter l'apparition de troubles de la conscience, de convulsions qui peuvent compléter ces symptômes et précéder le décès.

Jocelyne venait de manger au restaurant, dix minutes avant, un aliment à base de soja dont elle dit l'avoir consommé une seule fois auparavant, sans inconvénient.

Des manifestations du même ordre mais plus atténuées sont possibles. L'enquête doit de toute façon, rechercher l'agent responsable. Œufs, fruits de mer, poissons, graines, fèves, huile de coton sont les plus connus parmi les autres aliments incriminés dans de tels accidents. Ils sont donc à proscrire chez les sujets sensibles.

Sont aussi à mettre en cause soit des médicaments, soit des venins. Les plus connus sont, pour les premiers, les pénicillines, certains anesthésiques locaux et curares, l'iode des produits de contraste radiologiques et le sérum de cheval (utilisé dans nombre de sérums thérapeutiques dits alors *hétérologues* (la sécurité est alors assurée par l'emploi d'un sérum humain (s'il existe) dit *homologue*). Divers médicaments peuvent être aussi responsables de telles manifestations, parfois exprimées sous le terme d'intolérance ou d'allergie.

En principe, on a pu prendre une première fois ces produits sans inconvénient – en le sachant ou non car certains sont dissimulés dans d'autres produits, des aliments par exemple.

La gravité tient souvent à la voie d'administration : les cas les plus vite mortels surviennent après injection sous-cutanée, intramusculaire ou intraveineuse, dans les secondes qui suivent la première poussée du piston de la seringue. D'où les précautions à prendre par le médecin ou l'infirmière pour toute première injection médicale d'un médicament quel qu'il soit.

Quant aux venins, le plus en cause dans notre pays est celui issu d'une piqûre de guêpe.

Outre la réaction du pharynx après une telle lésion buccale, responsable d'une asphyxie par œdème local rapidement obstructif, cette lésion peut entraîner un choc anaphylactique.

Il est certain que la réaction individuelle est essentielle pour que de tels accidents surviennent, y compris de moins graves. La prévention est tout naturellement l'abstention de ces produits, mais elle est fonction de la connaissance individuelle de telles réactions et de leur cause précise.

TROISIÈME PARTIE

LA LUTTE PRÉVENTIVE CONTRE LA MORT PAR MALADIE

Les vaccins victorieux de fléaux infectieux

Il faut avoir vécu avant 1970 pour bien mesurer l'ampleur des bienfaits considérables que la vaccination contre une infection redoutable, la poliomyélite aiguë, a apporté au monde. Depuis des siècles, cette maladie infectieuse virale très contagieuse frappait durement chaque année plusieurs milliers d'enfants, surtout dans les pays dont l'hygiène était précaire. On la dénommait même la *paralysie infantile*.

Dans ceux où l'hygiène publique était devenue d'un bon niveau, elle touchait plus souvent qu'ailleurs les adultes et alors beaucoup plus gravement à chaque fois. En effet, les petits contacts qu'ont les enfants dans les ruisseaux, entre autres eaux polluées, sont en mesure d'en « vacciner » un certain nombre ou de faire qu'ils ne contractent qu'une forme avec paralysies incomplètes (un bras ou une jambe isolément, par exemple).

À l'opposé donc, une hygiène stricte permettait d'arriver à l'âge adulte sans avoir acquis la moindre protection. Les atteintes de l'un ou des deux membres inférieurs s'étendaient souvent alors aux membres supérieurs.

Toutes les paralysies dues à la poliomyélite sont irréversibles ou très peu régressives dans les deux ans qui suivent. Elles laissent donc de lourdes séquelles.

Dans la décennie 1950, la poliomyélite frappa l'Europe du Nord à plusieurs reprises, toutes régions où l'hygiène régnait en maître. En France, en 1953, le nombre des malades atteint plus de quatre mille dont beaucoup d'adultes jeunes. Ces malades présentaient une fièvre élevée pendant cinq jours après une petite angine et des douleurs musculaires (*myalgies*), période fébrile durant laquelle les paralysies s'étendaient rapidement, éventuellement aux quatre membres.

Elles entraînaient alors la mort du fait de l'atteinte des muscles de la respiration qui accompagne généralement l'atteinte des membres supérieurs.

Par contre, l'état de conscience était alors le plus souvent préservé ainsi que la déglutition.

Quelques « poumons d'acier » d'aspect barbare, permettaient la survie de quelques-uns dans l'attente d'une récupération respiratoire même modeste les libérant de ce carcan. Ils retrouvaient alors une certaine autonomie de vie, les membres ne retrouvant parallèlement que très partiellement, certains mouvements.

En 1953-54, *la mise au point de la respiration artificielle assistée par appareil mécanique après trachéotomie*, changea radicalement le pronostic vital immédiat de très nombreux malades et leur offrit des conditions de vie acceptables – les paralysies restant d'un même degré de gravité et de modeste récupération. Ils étaient alors contraints de vivre en milieu d'assistance respiratoire, de kinésithérapie et de soins infirmiers jusqu'à la fin de leur existence.

Un point essentiel était à cette époque, le grand nombre et donc la disponibilité des soignants et des kinésithérapeutes, s'attachant en permanence tant à leur corps inerte qu'à leur moral et à leurs activités intellectuelles.

*

La vaccination contre le virus de la poliomyélite dont aucun médicament ne savait, et ne sait encore aujourd'hui, le supprimer, fut mise au point à partir de 1956 mais elle fut généralisée vers 1962 dans la plupart des pays riches. Elle a été rendue obligatoire en France en 1965, pour les seuls enfants et adultes de moins de trente ans.

Une véritable révolution venait donc de s'instaurer dans le monde et en particulier chez nous. À l'approche de l'an 2000, l'éradication totale de ce fléau fut considérée comme pouvant être acquise. C'était un bienfait inestimable en termes de risques vitaux immédiats et de vies excluant à jamais ce lourd handicap. Les institutions de santé publique furent déchargées dès lors des lourdes dépenses que cette maladie entraînait.

Que dirait-on aujourd'hui à la vue de ces jeunes gens privés définitivement de leurs quatre membres du fait d'un virus épidémique contre lequel aucun médicament n'agit ? Peut-on contester l'immense importance de ce vaccin, inoffensif par ailleurs ?

En 1963, nous eûmes l'occasion de connaître un instant inoubliable, aux côtés d'un tel poliomyélitique âgé de trente ans.

Il vivait dans le service depuis plus de dix ans, paralysé des quatre membres, sous ventilation continue assurée par un respirateur mécanique branché sur sa trachée. Une équipe de tournage d'un court métrage, documentaire sur cette nouvelle médecine qu'était alors la réanimation médicale, était venue passer une à deux semaines dans le service pour interviewer et filmer ces malades ainsi que le personnel médical et paramédical.

Quelques mois plus tard, le film fut programmé un soir à la télévision. Un groupe de soignants attirés dans la chambre de ce malade pour regarder le téléviseur placé en hauteur sur la cloison face au lit, l'écoutait répondre aux questions du journaliste, avec cette voix rauque qui sort de la canule d'une trachéotomie en place depuis longtemps.

« Ici, je suis né une seconde fois. Lorsque j'ai attrapé cette maladie qui allait me tuer, c'est grâce à la médecine et à cette machine que je continue à vivre », dit-il en montrant d'un regard, cette dernière.

Un silence général s'ensuivit, chacun le voyant apprécier son intervention.

C'est à ce moment précis que nous pûmes tous entendre, venant de derrière la mince cloison qui le séparait d'une chambre voisine, une exclamation tout aussi rauque et hachée : « Pierrot, c'est formidable, je viens de te voir ! ».

Cet autre malade, ce voisin qu'il n'avait encore jamais vu et lui, vivaient presque côte à côte depuis plus de dix ans, pour la même maladie, dans les mêmes conditions, connaissant tout l'un de l'autre, trouvant du plaisir à converser ainsi par bribes et par cloison interposée.

La télévision venait de faire un miracle, susciter une émotion indicible chez tous les présents et surtout donner une joie extraordinaire à deux hommes confinés à vie dans leur lit, dépendant de tous et pour tout, qui se voyaient pour la première fois.

Quel que soit un handicap et si lourd soit-il, surtout si l'état de conscience du malade est intègre, certains instants privilégiés peuvent devenir pour lui, de vrais bonheurs.

Nous savons maîtriser les douleurs physiques, les états dépressifs, beaucoup moins une détresse morale. Elle est dans de tels cas, plus grande chez leurs proches de les voir ainsi que chez ces patients eux-mêmes car ces derniers ne demandent instinctivement qu'à vivre, même s'ils ressentent plus que d'autres, de durs moments – pouvant aller jusqu'à formuler, par instants, le souhait d'en finir.

Leur prodiguer alors encore plus d'attentions, de réconfort moral, d'amour est le meilleur moyen de les aider à donner un sens à leur seconde vie. Pour de tels malades, personne n'aurait, à cette époque, osé prononcer le mot d'*euthanasie*.

Il était naturel, puisqu'on venait *« de leur faire retrouver la vie »* – ce qui était jusque-là impossible –, qu'ils soient plus que d'autres, bien entourés de leurs familiers et d'équipes de soins bien formées et en nombre suffisant.

Faut-il que la poliomyélite revienne chez nous, pour nous rappeler tout cela ? Pour d'autres raisons aujourd'hui, certains connaissent des situations quasi identiques.

L'espoir de faire disparaître ce virus de la surface de la Terre par la vaccination, est raisonnable car son réservoir (comme pour la variole et la rougeole) est exclusivement humain. Il se propage de l'un à l'autre par voie orale, à partir des selles polluant les eaux qu'elles souillent, les aliments que l'on a manipulés, les mains que l'on a serrées sans les avoir lavées au sortir des toilettes.

En ayant vacciné tout le genre humain, la maladie doit donc disparaître. Mais, malgré tous les efforts de l'OMS, elle se propage encore là où, par absence d'obligation, de réalisation voire par interdiction officielle ou individuelle, cette vaccination n'est pas effectuée.

En 2009, cette maladie a encore été notifiée dans dix-neuf pays (en Afrique et en Inde surtout), entraînant des épidémies, comme au Tadjikistan, au Kazakhstan, au Turkménistan, en Russie, avec trente morts en 2010. En 2013, elle persiste outre en Inde, au moins au Pakistan, en Afghanistan et au Nigéria.

Avoir vu chez nous, cette catastrophe humaine d'origine virale très contagieuse, entraîner la mort par asphyxie ou la survie de jeunes adultes définitivement paralysés de leurs deux ou quatre membres, a marqué les esprits. Ceux que l'on croise dans les pays lointains, que l'on voit porteurs d'un bras ballant ou d'une jambe atrophiée et traînante parce qu'ils n'ont pu être vaccinés, sont toujours des échecs médico-sociaux insupportables.

Les résurgences actuelles de ce virus dans le monde, imposent donc d'être correctement vacciné contre cette épouvantable infection.

N'avoir plus d'inquiétude lorsque, après un simple bain de rivière, un petit mal de gorge survient, suivi d'une forte fièvre et de myalgies – *une véritable hantise, en France, il y a moins de cinquante ans* – est une délivrance que ne peuvent comprendre ceux qui, nés bien plus tard, sont persuadés que cette maladie n'existe plus.

Cela est vrai chez nous mais justement grâce à cette vaccination généralisée qui protège malgré eux, les récalcitrants à ce vaccin. Mais s'ils voyagent dans certains pays, ce fléau peut encore les frapper durement, par inconséquence cette fois.

On doit en dire autant pour ce qui concerne la vaccination antitétanique. Un succès aussi brillant que le précédent est obtenu par ce vaccin d'une tolérance également parfaite : il a fait disparaître, là où elle est pratiquée correctement (au moins deux injections à un mois d'intervalle et des rappels tous les dix ans), cette infection gravissime. Ce résultat n'a pourtant été obtenu chez nous qu'une cinquantaine d'années après la première obligation vaccinale en 1936, à l'armée, soit quelque dix ans après sa mise au point. Que de laxisme pendant un demi-siècle ! Il cessa heureusement dans le cours des années 1980, par une bonne campagne de reprise en mains de cette vaccination.

Pendant trente années (1954-1984), que de malades admis pour un tétanos en réanimation : cent par an dans le seul centre de réanimation des maladies infectieuses de l'hôpital Claude Bernard à Paris, un quart des cas survenant en France ! De nos jours, une à deux dizaines de cas surviennent encore malgré tout chaque année avec une mortalité de l'ordre de dix à quinze pour cent, liée avant tout au grand âge de malades jamais vaccinés.

Poliomyélite et tétanos sont deux fléaux disparus de chez nous, parmi ceux qui menacent notre vie sur cette terre. Mais dans les pays défavorisés, les enfants de moins de cinq ans restent les victimes d'élection d'infections graves, en Afrique notamment : des millions de morts dues au tétanos, au paludisme, à la rougeole, aux diarrhées virales, aux pneumonies à pneumocoques, à la méningite à méningocoques et pourquoi pas, à nouveau, à la poliomyélite alors que pour toutes celles-là, vaccins et médicaments existent. Sur neuf millions de décès annuels, vingt-cinq pour cent (deux millions trois cent mille) seraient, là, évitables grâce aux vaccinations.

La variole qui dévasta par grandes épidémies des populations entières dans le monde jusqu'au milieu du vingtième siècle, fut un autre de ces fléaux. Mais, grâce à son vaccin étendu à la population mondiale, ce virus dont le réservoir est exclusivement humain, disparut effectivement de la surface du globe terrestre et donc de nos craintes, à la fin des années 1970. À jamais, espérons-le. Mais, deux laboratoires scientifiques conservent ce virus !

La fièvre jaune est une hépatite virale fulminante très fébrile, hémorragique, qui terrifiait les voyageurs en zones tropicales africaine et américaine abritant les moustiques vecteurs (elle ne sévit pas dans les pays tropicaux asiatiques). Son vaccin est obligatoire pour les voyageurs qui s'y rendent et qui n'ont donc plus à la craindre. Mais elle tue encore trente mille personnes par an en Afrique et en Amérique intertropicales.

Un autre fléau historique fait, de temps à autre, reparler de lui : c'est la peste. Les vaccins dont on dispose et la surveillance des rongeurs sauvages – le réservoir du bacille de Yersin – ainsi que des puces – le vecteur –, sont de règle dans les pays concernés dont l'Asie et même le sud des USA.

La seule forme jadis mortelle et contagieuse, est pulmonaire. Elle se traite bien par les antibiotiques.

Dire : « *Il faut choisir entre la peste ou le choléra* », pour laisser entendre qu'il n'y a pas de solution à un problème très grave, n'a plus aucun sens aujourd'hui : bien soignées, ces deux maladies guérissent facilement.

Mais une épidémie de choléra en zone démunie, peut encore déborder les structures médicales et les soignants.

*

Le vaccin contre l'hépatite B est un vrai sauveur de bien des vies, supprimant la mort par cancer ou cirrhose du foie, des dizaines d'années après la contamination par ce virus. C'est un peu comme avec le *VIH* qui mène, lui longtemps après, au sida. Des chimiothérapies existent mais, pour ce dernier, on attend toujours un vaccin.

Pourquoi le vaccin contre l'hépatite B disponible depuis longtemps, n'est-il pas, spontanément ou non, généralisé ? Une seule injection suivie même après plusieurs années d'une seconde, assure une bonne immunité donc une totale sécurité.

Pour tous les autres vaccins existants, on aimerait pouvoir exprimer autant de satisfaction quant à leur rapport bénéfices-risques chez l'adulte. Mais il est délicat d'être péremptoire. Chacun d'eux mérite une analyse objective.

Le vaccin annuellement renouvelé contre la grippe saisonnière, évite surtout la mort de vieilles personnes, moins menacées par le virus lui-même que par des complications de surinfection bactérienne pulmonaire ou du seul fait de l'alitement, facteur de phlébite et d'embolies pulmonaires. Ils constituent le gros bataillon des quatre à cinq mille décès annuels survenant en France, pendant l'hiver.

Cependant, à des intervalles se chiffrant en années, une *grippe maligne* survient et provoque cette fois, le décès de sujets bien portants (trois cent quarante-neuf cas en France lors de la pandémie de 2009 due au virus *A H1N1*), des jeunes gens sans aucune immunité antigrippale acquise. Ce virus « nouveau par mutations » a, cette fois, déjoué les prévisions et tué par la seule pneumonie virale qu'il provoque alors très rapidement.

Un nouveau vaccin adapté à chaque virus grippal, est la meilleure prévention contre cette infection.

Elle est très contagieuse, surtout par voie respiratoire rapprochée (postillons et embrassades). En période épidémique, il est quasi-impossible de l'éviter.

Quant au vaccin par le BCG dont l'ambition était d'éradiquer la tuberculose humaine, un des fléaux de jadis, on peut conclure aujourd'hui que, s'il a fait l'objet de controverses sur son efficacité et sa tolérance, on doit reconnaître que son mérite principal a été d'avoir fait disparaître les formes les plus graves de cette infection, la méningite tuberculeuse notamment.

Malheureusement, la survenue de bacilles tuberculeux (BK, bacille de *Koch)* résistants à beaucoup de nos antibiotiques, a fait naître une inquiétude supplémentaire quant à la gravité des tuberculoses pulmonaires, c'est-à-dire des seules formes vraiment contagieuses donc redoutables pour tous à partir de quelques-uns.

*

La disparition définitive en France en 1975, d'un autre fléau d'ordre infectieux, ne fut pas provoquée par un vaccin ni même par des mesures sanitaires bien conduites. Elle le fut grâce au législateur. Cela mérite une digression d'importance.

Pour en apprécier la valeur, il faut avoir connu de près la septicémie à *Clostridium perfringens post-abortum,* ce drame qui tuait nombre de jeunes femmes venant de subir un avortement clandestin. Cet acte était alors effectivement interdit par la loi dans notre pays.

À défaut d'avoir les moyens d'aller à l'étranger pour trouver de bonnes conditions chirurgicales, les manœuvres endo-utérines étaient effectuées – à l'aide d'une aiguille à tricoter le plus souvent – dans des arrière-loges de « faiseuses d'anges ».

En janvier 1975, la loi Veil légalisa l'avortement médicalement effectué en France par des praticiens, en milieu hospitalier.

Instantanément, cette loi mit fin *chez nous*, à ces drames effroyables que les meilleures équipes de réanimation ne pouvaient pas toujours enrayer. Les décès étaient de ce fait nombreux. Oublier, là encore, ces faits, croire qu'ils n'ont jamais existé parce que depuis quarante ans, on ne les a jamais vus en France et prôner d'annuler un jour cette loi, c'est-à-dire de retourner à de telles pratiques qui ne manqueront pas de *se réinstaller pour les plus pauvres*, est une attitude irresponsable.

Quoi qu'il en soit, le recours à l'avortement médico-chirurgical, même pratiqué légalement, reste toujours pour une femme, une épreuve, un échec, une souffrance, une source de culpabilisation. Mais aucune comparaison ne peut être faite avec les drames que nous évoquons.

Il n'était pas rare que la jeune femme soit adressée en service de réanimation directement depuis son domicile. Plus souvent, elle venait de l'hôpital où elle s'était rendue pour le curetage utérin qui s'était imposé lorsqu'une fièvre élevée, liée à une rétention placentaire, survenait après la manœuvre initiale.

Elle devait alors bien souvent, être mise sous rein artificiel pour une « anurie post-abortum » survenant après l'apparition d'une jaunisse flamboyante.

Dans d'autres cas avec ou sans ictère, un état de choc infectieux se démasquait en plein clocher fébrile. Le traitement n'en sauvait que les plus précocement admises en réanimation médicale.

Ces jeunes femmes en pleine santé, porteuses d'une grossesse non désirée ou ces mères de famille nombreuse ne pouvant accepter un nouvel enfant de plus, mouraient sans pouls décelable au doigt et sans tension prenable au brassard, mais conscientes et calmes pendant les tentatives d'un traitement héroïque, parlant du présent : « Dites à mon mari que j'ai oublié de fermer le gaz avant de partir », furent les derniers mots de cette jeune femme de trente ans.

Que de morts insoutenables pour les médecins souvent impuissants et pour les infirmières ayant le même âge qu'elles. Grâce à cette loi qui vaut bien un bon vaccin, aucune femme n'est plus victime de tels drames en France.

La meilleure manière de donner la liberté de faire naître un enfant est d'abord de se sentir responsable de ce que l'on fait et d'utiliser ou non une contraception efficace et bien supportée. Nous en possédons aujourd'hui de nombreuses modalités, chacune adaptée d'abord au terrain et secondairement aux préférences de la femme.

Là encore, c'est l'insuffisance d'une bonne information donnée aux intéressées – les plus jeunes surtout –, qu'il faut se reprocher.

En faire connaître tous les moyens, les adapter à chaque cas en évitant certains accidents médicamenteux, doit pouvoir faire que l'application de la loi Veil, si utile, reste la plus exceptionnelle possible.

L'importance du dépistage d'autres maladies, choisies parmi les plus graves

Sauf exception, je ne suis pas en danger de mort à court terme, mais je ne peux compter que sur la médecine pour ne pas en mourir trop tôt.

Un certain nombre de maladies très graves ne se révèlent par aucun symptôme évocateur mais peuvent être découvertes à l'occasion d'un bilan de santé systématique ou fait pour d'autres motifs.

Ainsi, alors que l'un ou l'autre de nos cinq sens ne sont pas en mesure de nous les faire découvrir, *les symptômes de gravité sont ici remplacés par les techniques modernes d'investigation biologique ou d'imagerie*. Des informations capitales sur notre état de santé qui ne nous préoccupait pas vraiment jusque-là, peuvent donc nous être révélées aussi de cette manière.

Si les maladies ainsi mises en évidence n'ont pas le plus souvent, de gravité immédiate ou à court terme, elles impliquent pour son propre avenir des risques majeurs. La médecine les prendra en charge le plus tôt possible pour en réduire les conséquences sur notre avenir.

*

La plus sournoise est sans doute l'insuffisance rénale chronique qu'un t*aux de créatinine* beaucoup trop élevé dans le sang, révèle fortuitement.

Robert, quarante ans, ressent depuis un certain temps, une fatigue importante, insolite, inhabituelle. Le bilan de santé découvre cette anomalie et une petite anémie.

Robert n'avait jamais pensé avoir une maladie des reins. Ses urines étaient de volume normal voire très abondantes et il n'avait pas de douleur.

L'insuffisance rénale chronique concerne en France, soixante à soixante-dix mille personnes (une pour cent mille), menant à plus ou moins long terme pour survivre, à des séances hebdomadaires d'un rein artificiel *(hémodialyse)*, ou dans d'autres cas, d'une dialyse péritonéale.

Cinquante pour cent de ces patients – ce qui est très insuffisant – peuvent bénéficier d'une greffe de rein qui supprime cette lourde contrainte et leur rend la liberté. Les autres restent définitivement dialysés.

Il y a certes beaucoup de raisons à cette atteinte rénale devenue très lentement et silencieusement chronique. Elle n'affecte pas, pendant très longtemps, le débit des urines – sinon qu'il s'accroît plutôt – et n'entraîne aucune douleur ni fièvre. L'attention du malade n'est donc nullement attirée.

En sont responsables, diverses altérations d'ordre vasculaire ou diabétique. Comme jadis, une angine rouge survenue des années auparavant, due à un streptocoque ni identifié ni présumé, non traitée par les antibiotiques, a pu aussi en être l'origine. Après une telle angine, d'autres sujets auraient présenté les douleurs et les inflammations articulaires d'un « rhumatisme articulaire aigu » et, des années plus tard, des lésions du cœur portant sur une de ses valvules, devenue sclérosée, inefficace. Il faudra la remplacer comme un des reins des premiers malades cités.

*

Le diabète des jeunes se découvre vite par la constatation d'urines très abondantes, d'un amaigrissement et d'une odeur « d'acétone » de l'haleine (à défaut d'autres complications graves révélatrices d'un taux de glycémie très élevé).

À l'inverse, vers la cinquantaine, le diabète « gras » dit de type II, s'installe insidieusement chez des sujets en surpoids, au tour de taille excessif, avec un contexte familial et une alimentation riche en sucres et graisses. Le signe d'appel en est l'abondance des urines couplée avec une augmentation de la consommation d'eau de boisson.

La présence de sucre dans les urines doit alors être recherchée et complétée par des dosages de la glycémie dans diverses conditions de jeûne ou de repas.

La vie de ces sujets n'est pas compromise à court terme mais elle l'est gravement au fil du temps, si des mesures diététiques voire thérapeutiques ne sont pas prises.

*

On pourrait tenir le même langage en ce qui concerne l'hypertension artérielle découverte chez le généraliste consulté pour céphalées matinales, fatigue insolite, saignements de nez ou vertiges. Elle se traite après confirmation de sa constance par des contrôles itératifs.

Prise par soi-même, assis, au repos depuis cinq minutes, il ne faut tenir compte que de la seconde et de la troisième mesure et se confier au médecin si les chiffres dépassent, à plusieurs reprises bien espacées, ceux qu'il vous a indiqués.

« L'urgence hypertensive » qui met en jeu le pronostic vital, est ainsi devenue très rare aujourd'hui. Elle provoque des accidents vasculaires brutaux, cérébraux ou thoraco-abdominaux qui sont le fait de chiffres de la tension artérielle supérieurs à vingt cm de Hg de maxima.

*

D'autres maux silencieux graves tels certains cancers (première cause de mortalité par maladie), peuvent être auto-dépistés et faire consulter sans tarder : découverte d'un nodule du sein, de ganglions multiples ou unique que l'on n'avait jamais vus à son cou, aux aisselles ou à l'aine, constatation d'un mélanome cutané qui grossit, saigne ou devient irrégulier. Une fatigue ou une pâleur durables, très inhabituelles, doivent aussi intriguer.

Sans fièvre, sans douleur, sans malaise, une maladie redoutable nous menace en prenant de l'âge : la DMLA, la dégénérescence maculaire liée à l'âge. Une tache noire apparue dans un de ses champs visuels, des lignes droites devenant brisées à la vue, sont les premiers symptômes qui doivent nous alerter, faire établir le diagnostic et un traitement qui peut permettre d'éviter la perte de la vue d'un œil, la cécité quand les deux yeux sont atteints.

Par contre, une jeune femme doit aller chez le praticien faire régulièrement des frottis pour dépister le cancer du col utérin et l'homme, à partir de la cinquantaine, un toucher rectal, meilleur moyen de reconnaître en l'absence de difficultés à uriner, un cancer de la prostate qui n'avait pas été découvert jusque-là.

La survenue « spontanée », sans traumatisme ni fièvre, d'hématomes cutanés en grand nombre, de saignements externes récidivants (venant du nez, de l'utérus, de l'estomac, de l'anus), doit faire pratiquer un examen local mais aussi la recherche d'un trouble de la coagulation et d'anomalies des cellules sanguines.

Constater la présence de sang dans ses urines (c'est une « hématurie »), inquiète immédiatement mais l'abondance de l'hémorragie est toujours surestimée du fait de la dilution. En fait, il est très exceptionnel de perdre beaucoup de sang par cette voie. Mais cette remarque ne change rien à l'obligation d'en trouver la cause.

Des ulcérations importantes et répétées dans la bouche, doivent évoquer une chute du taux sanguin des globules blancs, parfois secondaire à certains médicaments.

*

Pour pallier l'incapacité de nos cinq sens à signaler tôt d'autres maladies graves débutantes et en l'absence d'examens complémentaires apparemment injustifiés, *des campagnes de dépistage* ont été instaurées depuis plusieurs années. Elles consistent en examens *systématiques,* biologiques ou en imagerie, *ciblés selon certaines tranches d'âge*. Elles se sont généralisées pour les cancers du sein (première cause de mortalité chez les femmes) et du côlon.

Il ne faut pourtant pas minimiser le grand intérêt de la radiographie pulmonaire. Le malade qui s'inquiète de cracher du sang à de nombreuses reprises, aura bien cet examen. Mais un cancer du poumon (principalement chez les grands fumeurs des deux sexes) peut être ainsi découvert beaucoup plus tôt. Chez les bronchitiques chroniques et les fumeurs invétérés que leur toux rebelle n'inquiète pas, cet examen est capital. De plus, une tuberculose pulmonaire peut être facilement mise en évidence de cette façon, notamment dans les populations migrantes, une infection contagieuse par voie respiratoire donc difficile à éviter pour les autres dans la vie courante.

On connaît les campagnes faites pour le dépistage volontaire d'une hépatite *B* ou *C* et d'une infection par le *VIH (Virus de l'Immunodéficience Humaine).*

Le diagnostic en est fait par des examens biologiques faits dans le sang (sérodiagnostic). Précisons là qu'être *séropositif* (ou *séronégatif*) n'est pas une expression suffisante par elle-même puisque le sérodiagnostic indique seulement qu'on a ou non, des anticorps dans le *sérum* du sang. Ces anticorps – qui sont ou non protecteurs contre « l'antigène » (un virus, une bactérie ou un champignon) –, sont spécifiques et sont les témoins de la présence du germe en cause.

Être séropositive pour la rubéole est la meilleure nouvelle que puisse apprendre une jeune femme désireuse d'enfant. Elle est protégée, immunisée contre cette infection.

L'habitude prise depuis 1985, d'assimiler séropositivité et infection par le *VIH,* est abusive et surtout susceptible de créer de fâcheux malentendus. Pour le *VIH* les anticorps décelés ne sont pas protecteurs

Ces trois maladies virales citées plus haut, longtemps silencieuses, se contractent *chez l'adulte* par voie sanguine ou sexuelle.

Une transfusion de sang contaminé ou de certains de ses dérivés, n'est plus en cause chez nous. Ils sont tous sécurisés depuis plus de vingt ans. Mais une infime quantité de sang contaminé peut intervenir lors d'un « *piercing* », de certains tatouages, de scarifications rituelles ou non, d'acupuncture, de rasage. Cela se produit si l'acte est pratiqué avec du matériel qui n'est pas stérilisé ou à usage unique mais réutilisé alors qu'il a été infecté par le client précédent. Le coiffeur pourrait pourtant passer sa lame à la flamme.

Les toxicomanes échangistes de leurs seringues et aiguilles contenant des résidus sanguins porteurs du virus, restent dans les pays riches, parmi les plus exposés à cette voie du sang. Une prévention efficace leur a été offerte depuis 1987, avec la liberté d'achat de seringues stériles et, en 1990, l'échange facile d'une seringue usagée contre une neuve.

Dans les pays pauvres d'Afrique sub-saharienne tout particulièrement, mais aussi en Inde, aux Caraïbes et ailleurs, à côté des transfusions – rarement sécurisées – (très pratiquées chez les femmes enceintes ou en cas de traumatisme), l'usage de « drogues illicites injectables » s'est développé depuis les années 85-90. Pour autant et depuis plus longtemps, une autre source de sang contaminé joue un rôle dans ces pays.

Le petit matériel médical à usage unique, en l'occurrence la seringue en plastique, a remplacé universellement et définitivement la traditionnelle seringue de verre pendant la décennie 70. Dans ces pays pauvres, les *injections médicales* sont à mettre en cause si elles sont faites avec ces instruments jetables mais non jetés, réutilisés sans aucune stérilisation puisqu'elle est impossible pour ces objets qui ne peuvent être mis dans l'eau bouillante. Ces seringues peuvent ainsi transmettre d'un sujet à l'autre, de tels virus présents dans les résidus sanguins, comme cela est admis sans contestation chez les toxicomanes échangistes de leurs seringues. Dans les hôpitaux de ces pays démunis, dépourvus de stocks suffisants, on réutilise couramment seringues et aiguilles entre deux injections.

Il ne s'agit pas là d'un quelconque laxisme des médecins de ces pays comme on a pu le voir avec la stérilisation des seringues en verre. *La cause d'un tel état de fait est la pauvreté*, la *pénurie* frappant les pays les plus pauvres, touchant d'abord le domaine de la santé et surtout l'approvisionnement en petit matériel médical.

De telles conditions matérielles interdisent le plus souvent de savoir, par exemple, si l'infection virale que l'on découvre, vient d'un rapport sexuel ou de son traitement qui le suit de près dans le dispensaire antivénérien car il y est toujours effectué par des injections. Ce sont là des « *liaisons négligées* » entre les deux voies principales de contamination par le *VIH* et le *VHB*, procurant un *effet turbo* au développement de l'épidémie de chacun de ces deux virus.

En pratique, quelle que soit l'importance que chacun attribue à ce mode de transmission, il existe dans ces populations. On ne peut donc que regretter le grand retard mis à instaurer officiellement dans ces pays, sa prévention par l'usage généralisé de seringues *non réutilisables,* autobloquantes et autodestructibles. Aucun argument, même économique, ne peut être opposé à une telle entreprise (envisagée depuis plus de vingt-cinq ans), vu les sommes engagées par ailleurs depuis vingt-cinq ans.

Elle s'inscrirait enfin dans *l'objectif unanimement affiché, de faire tout ce qui est possible* pour limiter la poursuite si tenace malgré tout ce qui a déjà été fait, de cette épidémie.

La voie sexuelle est, quant à elle, la seule qui soit universelle pour contracter le *VIH* et le *VHB,* alors que ce n'est pas le cas pour le virus de l'hépatite *C*. Les deux premières de ces infections graves, sont venues grossir le lot des « maladies vénériennes » qui s'intitulèrent alors *Infections Sexuellement Transmissibles* (IST).

M*ais l'infection par le VIH et celle due au VHB, sont des IST « pas comme les autres ».* En effet, les *classiques maladies vénériennes* sont toutes aisées à rapporter à un rapport sexuel car elles se remarquent dans son sillage et sur le lieu même de la pénétration du germe, y provoquant une lésion locale visible ou sensible. Elles ne peuvent rester méconnues, sauf parfois, chez les femmes. En grande régression dans les années 1960-2000, toutes sont en augmentation depuis plus de dix ans : la gonococcie, la *chaude-pisse,* un écoulement purulent très douloureux, la syphilis, la plus grave de toutes si elle n'est pas traitée immédiatement, une simple « tache » sur le sexe non connue jusque-là, qui devient un chancre – une ulcération – muqueux ou cutané. Toutes les deux et d'autres IST, représentent plusieurs milliers de cas en France chaque année. Un ganglion inguinal peut en être le seul symptôme qui attire l'attention.

Il est donc capital de rappeler que, contrairement à toutes les précédentes, le *VIH* et le virus de l'hépatite *B*, acquis par voie sexuelle génitale, rectale ou buccale, *ne laissent aucune trace locale.* On peut donc ignorer totalement, qu'on vient d'être infecté par l'un ou l'autre.

Ces deux infections ne sont donc identifiables que plus tard, par des examens sérologiques systématiques ou demandés pour des *symptômes précoces* quoique non spécifiques : pour le *VIH, dans les semaines suivantes,* une angine ou des ganglions cervicaux ; pour le *VHB, trois mois après,* une jaunisse. Les tests sérologiques assurent alors le diagnostic (en utilisant ou non ceux dits « de dépistage rapide »), en exigeant dans tous les cas, des tests classiques de confirmation.

Tardivement (c'est-à-dire des dizaines d'années après la contamination) – un peu comme le faisait jadis la syphilis dite alors « tertiaire » avec ses diverses détériorations cérébrales –, surviennent des symptômes plus évocateurs. Ce sont, pour le *VIH* : les nombreuses et diverses manifestations du sida et pour le *VHB* et le *VHC* : une cirrhose hépatique – plus de quatre-vingt-quinze pour cent des cas dans ces deux infections – ou un cancer du foie – plus de trente pour cent des cas aussi bien dans l'une que dans l'autre.

Les poly-chimiothérapies modernes ont beaucoup amélioré l'évolution et le pronostic vital de ces deux infections graves auxquelles il faut joindre l'hépatite C.

Mais pour cette dernière comme pour l'infection due au *VIH*, en l'absence d'un vaccin, la prévention s'impose par d'autres moyens.

La nécessité est donc impérieuse d'effectuer *parallèlement* deux ordres de recommandations et d'actions publiques. Elles visent d'une part, une prévention comportementale individuelle d'ordre sexuel, dont l'usage du préservatif est le fer de lance et, d'autre part, des mesures nationales et internationales qui puissent faire que chaque citoyen exige, comme chez nous et partout ailleurs, d'avoir des soins médicaux sécurisés exécutés avec un matériel neuf, jetable et jeté après usage.

L'objectif de prévention par un vaccin, poursuivi sans relâche par une recherche médicale opiniâtre et bien armée, devrait pouvoir un jour, être atteint.

Champrosay, le 8 juillet 2013

TABLE DES MATIÈRES

Santé et Médecine
aux éditions L'Harmattan

Dernières parutions

RÔLE (LE) DES SOINS PALLIATIFS – Nouvelle édition
Geschwind Herbert
A la préoccupation de traiter la maladie, la médecine se soucie aujourd'hui d'apporter des soins aux mourants, à partir d'unités spécialisées en Soins Palliatifs. L'intérêt scientifique pour les moyens de guérir s'est déplacé vers la recherche des voies les moins traumatisantes du mourir. Parmi elle, l'euthanasie et l'assistance au suicide se sont révélées les plus sujettes à réflexions et débats. Ainsi se posent les questions de la «méthodologie» du mourir et celle de l'organisme ou de la personne chargée d'exécuter cette décision.
(Coll. Questions contemporaines, 26.00 euros, 262 p.)
ISBN : 978-2-343-00170-8, ISBN EBOOK : 978-2-296-53107-9

RISQUE (LE) BIOLOGIQUE – Une approche transdisciplinaire
Panoff Jean-Michel - Préface de Jean-Louis Le Moigne
Faut-il être biologiste ou biotechnologue pour avoir le privilège d'étudier le risque biologique ? Juristes, sociologues, théologiens, paysans, historiens, psychologues nous avertissent : la biologie, avant tout science des «yeux», glisse insidieusement vers une science des «mains», de l'étude de la vie vers la manipulation du vivant. Voici une construction d'une pensée complexe autour de la question du risque biologique, question qui nécessite urgemment d'être collectivement posée.
(Coll. Sociologies et Environnement, 38.50 euros, 388 p.)
ISBN : 978-2-296-99846-9, ISBN EBOOK : 978-2-296-53233-5

GYNÉCOLOGIE (LA) OBSTÉTRIQUE POUR LE GRAND PUBLIC
100 questions de femme
Badji Cheick Atab - Préface de Awa Niang Fall
Cet ouvrage apporte cent réponses à cent questions que les femmes se posent le plus souvent et qu'elles aimeraient poser à leur gynécologue sans en avoir toujours l'occasion ou le courage. Également destiné aux hommes, il leur permet de ne plus être exclus de l'intimité des femmes et de jouer pleinement leur partition dans cette grande aventure qu'est le couple...
(Coll. Harmattan Sénégal, 17.00 euros, 178 p.)
ISBN : 978-2-296-54900-5, ISBN EBOOK : 978-2-296-53228-1

GREFFES (LES) D'ORGANES : UNE NOUVELLE FABRIQUE DU CORPS
Kreis Henri - Préface du Pr Jean-Michel Dubernard
L'histoire de la fabrique du corps n'a été entreprise que dans le but de guérir ce qui ne pouvait l'être par la médecine alors disponible. L'idée était simple mais n'a

pu s'accomplir, jusqu'à ce jour, que par une transgression des mécanismes vitaux de l'être humain et qu'en ravivant ses angoisses eschatologiques. Sa réalisation a mis en question l'altruisme, le rôle du politique et de l'administration, les luttes de pouvoir, la collusion avec l'industrie pharmaceutique, l'éthique médicale...
(Coll. L'Éthique en mouvement, 25.50 euros, 260 p.)
ISBN : 978-2-343-00027-5, ISBN EBOOK : 978-2-296-53102-4

IMAGERIE (L') MÉDICALE
La fabrique d'un nouveau malade imaginaire
Briois Vilmont Laurence
La découverte des rayons X par le physicien Roentgen (1895) génère un bouleversement dans le monde médical : sans effraction cutanée, les intérieurs du corps humain vivant sont rendus visibles. Les techniques d'exploration prennent un essor considérable, devenant un outil diagnostique indispensable mais d'un usage dont la banalisation risque d'en négliger la réflexion. Le corps devenu mathématisable à la culture numérique appliquée aux images ne doit pas nous faire oublier la dimension humaine.
(Coll. Sciences et Société, 17.00 euros, 172 p.)
ISBN : 978-2-336-29284-7, ISBN EBOOK : 978-2-296-53222-9

À TOI QUI VA NAÎTRE
Ladjointe Xavier
Ils vivent ensemble et filent le parfait amour. Elle tombe enceinte. Il est tellement heureux qu'il commence à filmer leur vie pour leur futur enfant. Et puis il tombe sur ce concours de films. C'est alors qu'une autre grossesse inattendue d'un tout autre genre se déclare... Une grossesse cinématographique filmée ! Ce film est le premier docu-ciné prénatal de l'histoire du cinéma !
(20.00 euros)
ISBN : 978-2-336-00807-3

CURRICULUM MORTIS
Monier Lionel
Le temps d'un soin dit « de conservation ». Nous suivons les gestes d'un thanatopracteur au cours de son travail. À chaque étape, une question. Autant de chapitres au cours desquels nous partons à la rencontre d'interlocuteurs qui tentent d'y répondre. Un voyage au pays de la mort, afin de cerner la place que notre société accorde à ses morts, mesurer l'évolution des rapports que les vivants entretiennent avec eux, éclairer les liens fondamentaux qui unissent le vivre au mourir.
(20.00 euros)
ISBN : 978-2-336-00781-6

QUESTION (LA) DE L'EUTHANASIE
La loi Léonetti et ses perspectives
Hacpille Lucie - Préface de Jacques Ricot
L'émergence de la question de l'euthanasie est née dans le contexte de la bioéthique et des droits des patients. Dans cet ouvrage l'auteur choisit une approche herméneutique à partir des témoignages de personnes faisant l'expérience de

situations existentielles extrêmes que sont la maladie grave, les handicaps lourds, mais aussi les expériences d'otages ou de rescapés des camps de concentration.
(21.00 euros, 214 p.)
ISBN : 978-2-336-29082-9, ISBN EBOOK : 978-2-296-51545-1

ASSISTANCE (L') MÉDICALISÉE POUR MOURIR
Les soignants face à l'humanisation de la mort
Nkulu Kabamba Olivier
Depuis quelques années, les médecins sont confrontés à une demande croissante des patients en fin de vie réclamant que leur mort soit hâtée. Chaque sollicitation de l'aide médicale pour mourir place les soignants devant la problématique de l'humanisation de la mort qui, elle, engage de leur part la question fondamentale du «comment faire pour bien faire ?».
(Coll. Sciences et Société, 28.00 euros, 278 p.)
ISBN : 978-2-343-00065-7, ISBN EBOOK : 978-2-296-52986-1

UNE ÉTHIQUE POUR LE MALADE
Pour dépasser les concepts d'autonomie et de vulnérabilité
Benezech Jean-Pierre
L'éthique traditionnelle se fonde sur l'»autonomie» du sujet. Notre époque, elle, plébiscite la dimension de «vulnérabilité». Les soignants articulent souvent leur discours éthique sur ces thèmes. Mais pour une personne malade, ces deux concepts ne peuvent convenir pour construire une vie qui fait sens. Aussi, l'auteur propose le concept de la «personne étayée». Cette éthique originale constitue un nouveau paradigme, à rebours des valeurs antérieures, pour que chacun tente de tracer une vie « la moins mauvaise possible».
(Coll. Sciences et Société, 17.50 euros, 182 p.)
ISBN : 978-2-336-00857-8, ISBN EBOOK : 978-2-296-51645-8

LAZZARO SPALLANZANI (1729-1799)
Le père de la biologie médicale expérimentale
Lamendin Henri - Préface de Jean-Guy Ferrand. Préface du Docteur Robert Sire
Henri Lamendin retrace le parcours de Lazzaro Spallanzani, peu connu de la médecine contemporaine, pourtant considéré comme l'un des pères de la biologie expérimentale. En effet, il fut l'un des premiers à avoir démontré ses dires après les avoir éprouvés dans une série d'expériences. Voici dressé un portrait juste et équitable d'un chercheur hors normes, qui a légué à la médecine une oeuvre dont la valeur n'a d'égale que la rigueur.
(Coll. Médecine à travers les siècles, 14.00 euros, 140 p.)
ISBN : 978-2-343-00129-6, ISBN EBOOK : 978-2-296-51591-8

ECLAIR CARMIN
Batteault Rémy
«J'ai connu Isabelle à la maternelle. Atteinte d'une maladie rare, elle devient peu à peu aveugle. En effet, un stress trop grand ou un effort physique trop intense provoque une hémorragie oculaire, qui se traduit visuellement par un éclair carmin qui brouille sa vision. À chaque nouvelle attaque, sa vue baisse de manière

irrémédiable. (...) Comment vivre la «malvoyance» lorsqu'on a 36 ans, comment le parcours de vie est-il modifié ? Quel est le regard du monde extérieur ?» (Rémy Batteault).
(20.00 euros)
ISBN : 978-2-336-00776-2

HANDICAP ET CITOYENNETÉ
Quand le handicap interroge le politique
Bruchon Yves
«Et si le handicap nous aidait à réinventer le lien social ?» La question du handicap est celle de la démocratie ; la question du handicap est, centralement, politique comme en témoigne le fonctionnement de la dialectique droits de l'homme – droits du citoyen dans la problématique du handicap. Sans faire une histoire du handicap et sans prétendre donner des indications pour une politique du handicap, cet ouvrage donne quelques outils pour comprendre.
(18.00 euros, 172 p.)
ISBN : 978-2-296-99831-5, ISBN EBOOK : 978-2-296-51533-8

RECHERCHE (LA) SUR LES CELLULES SOUCHES
Quels enjeux pour l'Europe ?
Altavilla Annagrazia - Préface de Jean-François Mattei ; postface de Adriana Ceci
Les enjeux liés à l'utilisation des cellules souches sur un plan scientifique, éthique, juridique, économique et de société sont nombreux. Ce livre présente l'état le plus actuel des connaissances et des débats éthiques à ce sujet et nous livre l'étendue des évolutions scientifiques et des changements juridiques déterminés par les espoirs placés dans la médecine régénératrice.
(Coll. Ethique et pratique médicale, 57.00 euros, 682 p.)
ISBN : 978-2-336-29022-5, ISBN EBOOK : 978-2-296-51469-0

CLOU (LE) DE GIROFLE EN MÉDECINE BUCCO-DENTAIRE
Gros Gilles - Préface du Docteur Xavier Riaud
Partant du clou de girofle et de ses dérivés, Gilles Gros nous propose un parcours original au sein de l'histoire de l'art dentaire. Par ses réflexions philosophiques, il parvient avec brio à montrer comment les chirurgiens-dentistes se sont de plus en plus éloignés de la magie, de l'empirisme et de la contingence pour s'ancrer définitivement, au XXe siècle, dans l'univers de la rationalité.
(Coll. Médecine à travers les siècles, 13.00 euros, 116 p.)
ISBN : 978-2-343-00068-8, ISBN EBOOK : 978-2-296-51499-7

L'HARMATTAN ITALIA
Via Degli Artisti 15; 10124 Torino

L'HARMATTAN HONGRIE
Könyvesbolt ; Kossuth L. u. 14-16
1053 Budapest

L'HARMATTAN KINSHASA
185, avenue Nyangwe
Commune de Lingwala
Kinshasa, R.D. Congo
(00243) 998697603 ou (00243) 999229662

L'HARMATTAN CONGO
67, av. E. P. Lumumba
Bât. – Congo Pharmacie (Bib. Nat.)
BP2874 Brazzaville
harmattan.congo@yahoo.fr

L'HARMATTAN GUINÉE
Almamya Rue KA 028, en face du restaurant Le Cèdre
OKB agency BP 3470 Conakry
(00224) 60 20 85 08
harmattanguinee@yahoo.fr

L'HARMATTAN CAMEROUN
BP 11486
Face à la SNI, immeuble Don Bosco
Yaoundé
(00237) 99 76 61 66
harmattancam@yahoo.fr

L'HARMATTAN CÔTE D'IVOIRE
Résidence Karl / cité des arts
Abidjan-Cocody 03 BP 1588 Abidjan 03
(00225) 05 77 87 31
etien_nda@yahoo.fr

L'HARMATTAN MAURITANIE
Espace El Kettab du livre francophone
N° 472 avenue du Palais des Congrès
BP 316 Nouakchott
(00222) 63 25 980

L'HARMATTAN SÉNÉGAL
« Villa Rose », rue de Diourbel X G, Point E
BP 45034 Dakar FANN
(00221) 33 825 98 58 / 77 242 25 08
senharmattan@gmail.com

L'HARMATTAN TOGO
1771, Bd du 13 janvier
BP 414 Lomé
Tél : 00 228 2201792
gerry@taama.net

Achevé d'imprimer par Corlet Numérique - 14110 Condé-sur-Noireau
N° d'Imprimeur : 103063 - Dépôt légal : novembre 2013 - *Imprimé en France*